손끝으로 여는 몸맘 순환길
태핑기지개코칭

태핑기지개코칭

펴 낸 날	2025년 10월 21일

지 은 이	이미연
그　　림	이주한
펴 낸 이	이기성
기획편집	서해주, 최인용, 권희연
표지디자인	서해주
책임마케팅	이수영, 김정훈
펴 낸 곳	도서출판 생각나눔
출판등록	제 2018-000288호
주　　소	경기도 고양시 덕양구 청초로 66, 덕은리버워크 B동 1708호, 1709호
전　　화	02-325-5100
팩　　스	02-325-5101
홈페이지	www.생각나눔.kr
이 메 일	bookmain@think-book.com

- 책값은 표지 뒷면에 표기되어 있습니다.
  ISBN 979-11-7048-923-8 (03190)

Copyright ⓒ 2025 by 이미연 All rights reserved.
・이 책은 저작권법에 따라 보호받는 저작물이므로 무단전재와 복제를 금지합니다.
・잘못된 책은 구입하신 곳에서 바꾸어 드립니다.

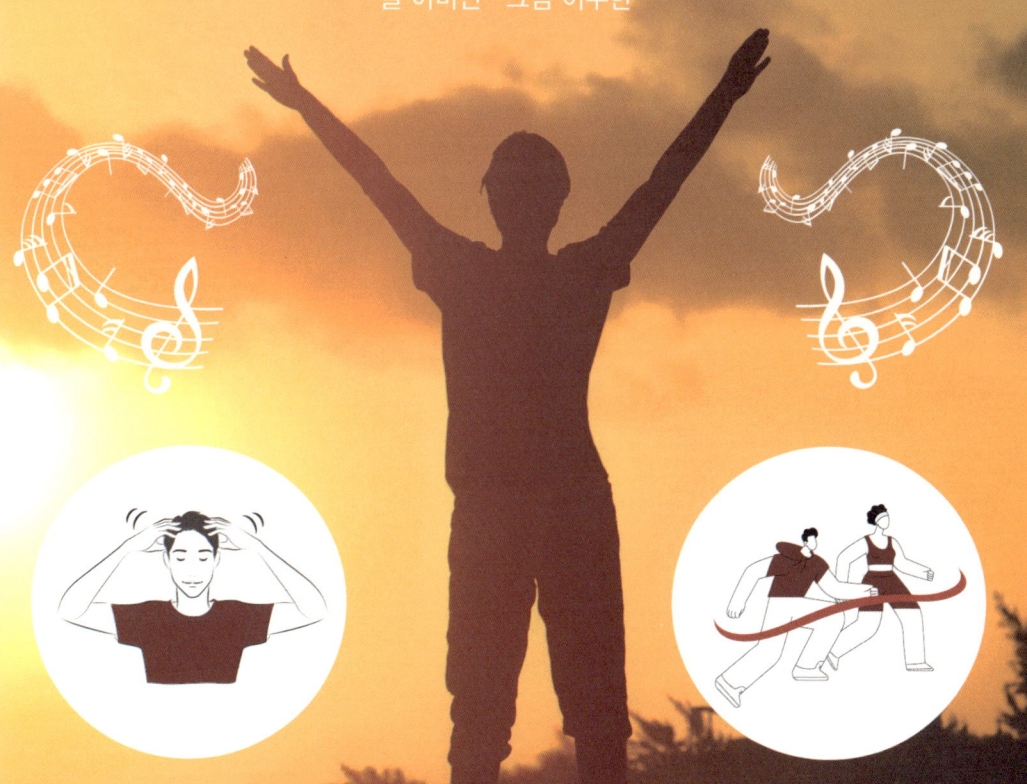

손끝으로 여는 몸맘 순환길

태핑기지개코칭

글 이미연 · 그림 이주한

태핑기지개코칭으로 건강과 행복을 찾자!
몸과 마음을 깨우고 에너지를
원활하게 흐르게 하여 최상의 건강을 유지하자.

생각나눔

| 서문 |

태핑기지개코칭으로 건강과 행복을 찾자!

세상의 모든 사람이 바라는 것은 건강하고 행복한 삶이다. 하지만 우리는 행복을 간절히 바라면서도, 정작 건강과 행복을 위한 노력은 소홀히 하고 있다. 현재의 삶에서 벗어나 더 큰 행복을 원한다면, 변화를 시도해야 한다. 그렇다면 어떤 변화가 필요할까?

태핑기지개코칭은 바로 그 변화의 시작이다. 굳어가는 몸과 마음을 태핑으로 순환길을 만들고 기지개 켜면서 몸과 마음의 에너지를 깨우는 태핑기지개코칭을 통해 간절히 원하던 건강하고 행복한 삶을 얻을 수 있다. 손끝으로 온몸을 두드리는 태핑은 몸에 필요한 혈액과 림프액의 자연스러운 흐름을 유지하여 자연이 준 건강한 신체를 유지할 수 있다. 태핑으로 심신을 릴렉스 한 다음 아기가 본능적으로 기지개를 켜듯이 기지개를 쭉 편 후 기지개(Gijigae) 셀프코칭을 진행하면 몸과 맘속에 정체된 응어리가 해소되고, 긍정적인 감정이 샘솟으며, 이 긍정적인 느낌은 더 좋은 행동을 끌어내고, 좋은 행동은 결과적으로 건강과 행복을 주는 선순환을 만든다.

우리들은 자연이 주는 2가지 절대명령을 수행해야 한다. 그 명령은 숙명과 운명이다. 밤에는 숙명을 받아들여 편안하게 자야 하고, 낮에는 운명을 받아들여 지속적으로 움직이라는 명을 이행해야 건강해진다. 움직이라는 명령을 따라 태핑기지개코칭을 실천하면 우리 몸이 본래 가진 생명력과 자연치유력, 면역력이 회복된다. 본서에서는 이렇게 활성화된 상태에서 태핑기지개 셀프코칭을 진행하는 방법을 제시하였고 추가로 성인 건강에 필요한 발끝 당기기, 까치발 들기, 발끝치기, 합장 박수, 도리도리 등으로 실행 의지를 끌어올리는 방법을 수록하였다.

이 글을 읽는 모든 분이 태핑기지개코칭을 통해 자신의 몸과 마음을 깨우고 에너지를 원활하게 흐르게 하여 최상의 건강을 유지하시기를 진심으로 바란다.

이 책이 나오도록 기지개에 대한 영감과 기지개 관련 소중한 자료를 제공해 주신 귀한 멘토 코치님께 진심으로 감사드리며 이 책을 헌정한다.

2025년 10월
이미연

CONTENTS

서 문 – 태핑기지개코칭으로 건강과 행복을 찾자! ·· 4

Part 1 | 태핑기지개코칭의 개념 및 사례　　11

1. 태핑기지개코칭 개요 ········ 12
2. 태핑기지개코칭 효과 ········ 14
3. 기지개의 개념 및 효과 ······· 20
4. 태핑 이해하기 ············· 28
5. 태핑기지개코칭 사례 ········ 33

Part 2 | 태핑기지개코칭 모델　　37

1. 태핑(코칭 모드 조성) ········ 38
2. Goal(목표) ··············· 40
3. Identity(정체성) ··········· 42
4. Just time(현실) ············ 44

5. Idea(실행 아이디어) · · · · · · · · · · · · · 46

6. Going on(실행 격려) · · · · · · · · · · · 48

7. 태핑기지개코칭 요약 및 동작 · · · · · · 50

8. 리추얼 태핑기지개 · · · · · · · · · · · · 56

9. 태핑기지개코칭의 매력 · · · · · · · · · · 60

Part 3 | 실행 의지를 높이는 운동   61

1. 발끝 당기기 · · · · · · · · · · · · · · · · 62

2. 발끝치기 · · · · · · · · · · · · · · · · · · 64

3. 까치발 들기 · · · · · · · · · · · · · · · · 66

4. 합장 박수 · · · · · · · · · · · · · · · · · 68

5. 도리도리 · · · · · · · · · · · · · · · · · · 70

Part 4 | 기지개 포인트   73

1. 흘림골 등선대 · · · · · · · · · · · · · · · 74

2. 설악산 대청봉 · · · · · · · · · · · · · · · 78

3. 제주 산방산 · · · · · · · · · · · · · 83

4. 절물자연휴양림 · · · · · · · · · · 86

5. 북한산 · · · · · · · · · · · · · · · · 89

6. 관악산 · · · · · · · · · · · · · · · · 93

7. 명성산 억새꽃 · · · · · · · · · · · 97

8. 두물머리 · · · · · · · · · · · · · · 101

9. 대청호 명상 정원 · · · · · · · · · 105

10. 강화 고려산 · · · · · · · · · · · 108

11. 문경새재 · · · · · · · · · · · · · 112

12. 치악산 비로봉 · · · · · · · · · · 116

Part 5 | 山 그리고 기지개   121

1. 도봉산 오봉 · · · · · · · · · · · · 122

2. 정동진 해돋이공원 · · · · · · · · 123

3. 남한산성 노을 · · · · · · · · · · 124

4. 무의도 · · · · · · · · · 126

5. 춘천 문배마을 · · · · · · · · · 127

6. 주전골 · · · · · · · · · 128

7. 다산생태공원 · · · · · · · · · 130

8. 수리산 · · · · · · · · · 132

부록 1 | 태핑기치개코칭 셀프 워크북   133

부록 2 | 코칭의 개념과 기원   149

1. 코칭의 개념 · · · · · · · · · 150

2. 코칭의 기원 · · · · · · · · · 152

우리들이 제공하는 서비스 · · · · · · · · · 156

서비스 내용 요약 · · · · · · · · · 158

Part 1
태핑기지개코칭의 개념 및 사례

Tapping
손끝으로 여는 몸맘 순환길

태핑기지개코칭 개요

태핑기지개코칭은 몸을 두드리는 태핑, 에너지를 켜는 기지개, 목표 달성에 탁월한 코칭을 결합한 프로그램이다. 손끝으로 머리부터 발끝까지 온몸을 두드리며 몸의 순환길을 연 후 신이 주신 선물인 기지개와 잠재력을 발휘하는 코칭을 결합하여 매일 실천하도록 설계하였다. 이를 진행하는 동작은 7장 태핑기지개코칭 요약 및 동작 편에서 설명하였다. 또한 건강하고 행복한 삶이란 소망을 담아 매일 실천할 수 있는 쉽고 과학적인 방법으로 태핑기지개(Tapping-Gijigae) 코칭 모델을 활용하고 있다. 코칭 모델은 코칭이 이루어지는 틀이며, 효과적인 코칭을 위한 프로세스로 Tapping(코칭 모드 조성), Goal(목표), Identity(정체성), Just time(현실), Idea(실행 아이디어), Going on(실행 격려)을 의미한다. 코칭 모델은 코칭의 완성도를 높이는 좋은 틀이므로 코칭 모델을 따라 태핑기지개코칭을 진행하는 것이 목표를 세우고 달성하는데 효과적이다. 본 코칭 모델은 코칭에서 많이 사용하는 GROW 모델을 기반으로 하고 있으며 코칭에 대한 몰입도와 효과를 증대시키는 새로운 모델이다. 건강 이외에 비즈니스, 관계, 여가, 성공 등 다양한 주제를 대상으로 진행해도 큰 효과를 볼 수 있다.

시간이 부족할 때는 단축형인 리추얼(Ritual) 태핑기지개코칭을 활용하면 편리하다. 리추얼 태핑기지개코칭에서 태핑은 열린 몸과 마음으로 자연과 신의 축복을 받으며 셀프코칭에 들어간다는 신호이며, 기지개의 기는 기대치, 지는 지혜로운 실행안, 개는 개선장군 모습을 의미한다. 매일 아침 일찍 일어나 거울을 바라보고 기지개를 머리 위로 쭉 펴면서 기대하는 목표를 마음속에 새긴 다음, 기지개 켠 팔을 좌우로 움직이며 지혜가 담긴 실행안을 되새김질하듯 떠올리고, 개선장군이 개선하는 듯한 당당한 모습으로 최종 목표가 달성된 후의 자신의 이미지를 만끽하며 그 기쁨을 누리는 순간을 상상하며 하루를 시작하는 것이 태핑기지개코칭이다. 태핑기지개코칭을 하게 되면 일상의 활력이 생겨 신나고 보람된 하루를 시작할 수 있으며, 하늘의 축복을 받은 듯한 충만감이 차오르게 된다.

태핑기지개코칭 효과와 사례 그리고 내용을 숙지한 후 'Tapping-Gijigae코칭' 워크북을 활용해 '셀프코칭'을 진행하면 원하는 바를 명확히 알게 되고 지혜로운 실행안을 지속적으로 실천하게 되어 자신이 원하던 바를 얻을 수 있게 된다. 월간이나 주간 단위로 실행 환경을 점검하는 '감사강추', 즉 감소, 사멸, 강화, 추가할 환경과 습관들을 점검하거나 실제 목표 달성을 위해 투자한 시간을 기록해 보는 것도 실천력 향상에 많은 도움이 된다.

2

태핑기지개코칭 효과

1) 태핑기지개코칭은 희망의 메시지다

지난 5월 오랫동안 실행해 오던 기지개 셀프코칭을 하면서 무언가 허전함을 계속 느끼다가 기지개코칭 전 잠시 태핑(두드리기)으로 온몸을 두드린 다음 기지개코칭을 하였더니 실행에너지가 확 올라옴을 체험하게 되었다.

코칭에서도 코치와 피코치 간의 코칭 전 라포(신뢰관계) 형성이 코칭 결과에 큰 영향을 주듯이 셀프코칭에서도 평상시의 일상적인 모드에서 코칭 모드의 전환이 필수적이다. 이런 전환에 큰 역할을 하는 것이 태핑이다. "어떤 말을 만 번 이상 되풀이하면 그 일이 미래에 반드시 이루어진다."라는 인디언 격언이 있듯이 목표를 한 문장으로 만들어 기도하듯이 말하고 반드시 이루어진다는 희망을 담고 실제 이루어진 것을 느끼며 태핑기지개코칭을 하면 좋다.

2023년 이후 매년 노래로 기도하는 삶을 살고 싶다는 소망을 정한 후 많은 노력을 하였다. 전문가에게 일대일 레슨도 2년 이상 받아 보았고 유튜브에서도 많은 정보를 얻은 다음 실행도 해가며 많은 시행

착오를 했다. 그러다 어느 날 아침 거울을 바라보며 기지개코칭을 하기 전 머리와 얼굴, 목, 겨드랑이와 단전을 두드리며 몸을 각성한 후 노래를 하니 노래를 하는 마음이 편해져서 노래가 잘 되었다. 이 체험 이후 태핑과 호흡 강화 훈련을 한 다음 노래를 하니 실력이 빠르게 향상됨을 체험하였다. 그 이후 태핑기지개코칭을 평생 실천하는 것을 넘어 태핑기지개코칭을 전 세계에 전파하기로 굳은 결심을 하였다.

2) 비전을 준다

다양한 목표 달성을 통해 이루고자 하는 최종의 목표가 비전이다. 노래로 기도하는 삶은 하나의 목표이지만 이 목표 달성을 통해 궁극적으로 이루고자 하는 풍요와 건강을 전달하는 행복한 '태핑기지개코치'는 나의 비전이다. 코칭의 프로세스에서 Identity(정체성)를 묻는 "당신은 누구입니까?"라는 질문에 많은 고객이 처음에는 당황하지만, 여러 번의 질문과 답을 하면서 자신의 정체성을 정립하고 이 정체성에 합당한 비전을 세울 수 있게 된다. 삶의 비전을 가지고 살아가면 인생에서 덜 방황하고 명확한 방향 설정이 가능하여 좀 더 행복한 삶을 살게 된다. 인생에서 속도보다 중요한 것이 방향이라는 명언이 있듯이 바쁜 삶을 살아가며 삶의 의미를 잘 찾지 못하는 대다수의 사람이 태핑기지개코칭을 매일 실천하면 자신의 정체성을 깨닫고 이를 달성할 에너지를 얻어 매일 매일 기적을 이루며 살아갈 수 있다.

"목표를 추구하는 당신은 누구입니까?"

3) 구체적인 목표를 가질 수 있다

 실행력을 수반하기 위해서는 구체적인 목표 설정이 필수적이다. 돋보기의 초점을 이리저리 옮겨가면 종이를 완전히 뚫을 수 없기에, 종이를 뚫기 위해서는 종이를 뚫을 때까지 돋보기의 초점을 한 곳에 맞추어야 한다. 이처럼 구체적인 목표를 수립하고 수립한 하나의 목표에 모든 노력을 집중해야 이를 달성할 수 있는 것이 삶의 이치이다.

 성인이 되면 많은 분이 구체적인 목표 없이 하루하루를 살아가게 된다. 목표가 없거나 적은 것에는 여러 가지 원인이 있을 수 있지만 그중의 하나가 '해도 안된다.'라는 소극적인 자세도 중요한 원인이다. 코칭을 통해 낙관적이고 적극적인 마인드가 생기고 이를 에너지 삼아 목표를 달성하고 이루다 보면 항상 마음속에 목표를 가지고 힘차게 살아갈 수 있다. 태핑기지개코칭을 통해 만 번을 되뇌며 달성하고 싶을 정도로 강렬한 목표를 설정하고 매일 매일 셀프코칭으로 목표를 마음에 새기며 꾸준히 실천해 갈 수 있다.

4) 실행력을 가진다

 실행력은 구체적인 계획에서 나온다. 매일 아침 태핑기지개코칭으로 계획이 다듬어지고 구체화 되면 가슴속 깊은 곳에서부터 뜨거운 실천 에너지가 생김을 느끼게 될 것이다. 실행 아이디어를 구체화할 때도 기지개를 켜며 팔을 좌우로 기울이며 아이디어를 떠올리고 실행 계획이 수립된 후에는 매일 좌우로 기지개 켜면서 실행할 내용을 각인하면 마음속 깊은 곳으로부터 마르지 않는 실행에너지를 얻을 수 있다. 더 나아가 실행 계획을 수립할 때 감사강추로 세분하면 훨씬 좋은 아이디어를 얻을 수 있다.

예를 들어 '성가로 기도하는 사람 되기'를 목표로 수립하였을 때 실행 아이디어로 감소해야 할 것은 TV 시청과 유튜브 줄이기를 정하고, 사멸 즉 없애야 할 것은 노력해도 안 되면 어떻게 하나라는 부정적인 생각 없애기를 정하였다. 강화해야 할 것으로는 매일 시운전할 때 개 호흡 300번에서 1천 번으로 늘리기, 쓰 호흡으로 호기 시간을 20초 이상 늘리기를, 추가해야 할 것으로는 노래 연습 내용을 매일 기록하기를 정하고 실천하였더니 실행력이 예전보다 무척 향상되었다. 태핑기지개코칭의 제일 큰 매력은 실행에너지가 마르지 않고 샘 솟는다는 것이다.

5) 프레즌스

'프레즌스(PRESENCE)'란 사전적 의미로 존재감, 실재감을 뜻하지만, 본서에서 의미하는 프레즌스는 '프레즌스'의 저자 에이미 커디 교수가 말하는 "자신의 진정한 생각, 느낌, 가치 그리고 잠재력을 최고로 끌어낼 수 있도록 조정된 심리 상태."를 나타내는 개념이다. 긴장을 풀기 위해 하는 간단한 원더우먼의 자세나 두 주먹을 불끈 쥐는 행동이 긴장을 완화해 주고 자신감마저 불어넣어 준다는 것을 의미한다. 아침에 일어나서 하는 기지개 펴기는 자신의 잠재력을 최상으로 끌어낼 수 있는 상태로 이끌어 주는 최고의 프레즌스다.

에이미 커디 교수가 지난 2012년 지식 공유 콘퍼런스인 테드(TED)에서 했던 '신체언어가 그 사람을 결정한다'라는 제목의 강연은 전 세계적인 관심을 불러일으켰고 한국에 출판된 '프레즌스' 책도 베스트셀러가 되었다. 핵심 내용은 마음이 몸을 바꾸듯 몸짓 같은 신체언어가 마음을 바꾸고 영향을 준다는 것이다. 의도적으로 힘 있는 자세만 취하더라도 실제로 힘이 더 세진 것처럼 느껴진다는 것이다. 몸이나 자세 같은 신체언어가 몸에서 분비되는 호르몬에 영향을 주기 때문에 가능하다. 태핑기지개코칭은 프레즌스다. 매일의 셀프 태핑기지개코칭으로 자신의 진정한 느낌, 생각, 가치 그리고 잠재력을 최고로 끌어낼 수 있는 프레즌스의 상태로 이끌어 준다. 원하는 것, 뜻한 바를 이루어 주는 태핑기지개코칭을 실행할 수밖에 없다.

6) 건강한 하루의 시작

    침대에서 벌떡 일어나 정신없이 하루를 시작하는 것보다는 간단하게 기지개를 켜면서 기상하면 몸과 마음이 릴랙스 되고 건강한 하루를 시작할 수 있다. 젊은 시절에는 자명종 소리에 벌떡 일어나 하루를 정신없이 시작하다 보니 오전 내내 안정감 없이 보내게 되고 오후가 되어서야 몸의 리듬이 정상으로 돌아온 느낌을 받곤 하였다.

    아침 일찍 일어나 잠시 침대에서 멍하니 있으며 잠이 깬 다음 기지개로 하루를 시작한 지 10년이 넘다 보니 아침 기상이 부담되지 않고 설레는 마음으로 하루를 시작하게 된다. 더욱이 기지개는 반자동적으로 하품을 동반하기에 신선한 공기로 몸을 정화한 느낌이 들며, 더 나아가 간단한 체조와 근력운동도 하게 되어 건강에도 큰 도움을 받고 있다.

    그리고 기지개 켜면서 손을 하늘로 뻗은 자세에서는 그날의 목표를 되뇌고, 좌우로 기지개를 켜면서는 지혜로운 실행안을 마음에 새기며 실천 의지를 다질 수 있다. 끝으로 앞으로 둥글게 손을 모으며 지구를 품는 듯한 포구세를 하면서 목표를 달성한 모습과 자신이 세상의 주인공이 되었음을 기뻐하는 모습을 상상하게 되면 알찬 하루, 건강한 하루를 시작할 수 있다.

7) 행복감을 안겨 준다

서은국 교수의『행복의 기원』이란 책에 "행복은 기쁨의 강도가 아니라 빈도다." 이것이 행복의 가장 중요한 진리 중 하나라고 말한다. 더 행복한 삶을 위해서는 한 번의 커다란 기쁨보다 작은 기쁨을 여러 번 느끼는 것이 절대적이라고 한다. "백만장자가 될 거야", "국내 제일의 유튜버가 될 거야", "성공한 사업가가 될 거야"라는 거창한 목표를 달성하는 데는 평생이라는 시간이 걸릴 수 있기에 이런 커다란 목표에 매달려 지내면 행복해지기 힘들다.

큰 목표를 단기 목표로 나누어서 연도별, 월별, 주간별 목표로 수립하고 매일 매일 실행계획을 세워 실행하다 보면 작은 성취의 기쁨을 느끼며 행복감을 높일 수 있다. 더욱이 매일 아침 태핑기지개코칭으로 하루를 시작하면, 자기 긍정과 자신을 믿고 신뢰하는 셀프코칭으로 인해 기분이 좋아지고 실천력이 향상되는 선순환을 통해 행복감이 밀려오게 된다. 저자도 태핑기지개코칭을 신뢰하고 실천하는 삶을 살면서 인상도 편안해지고 얼굴 이미지도 더 밝아졌다. 이런 행복한 여정에 독자 모두를 자신 있게 초대한다.

기지개의 개념 및 효과

1) 기지개의 개념

　매일 아침 일찍 일어나 거울 앞에서 기지개를 켜면서 하루를 시작하면 세상을 다 얻은 기분이고 신이 나서 하루가 선물처럼 느껴진다. 기지개는 자연이 준 가장 큰 선물 중 하나이다. 이렇게 매력적인 기지개라는 단어는 한글이다. 그러나 그 의미를 한자와 연결해 보면 기지개는 '気肢開' 라 할 수 있겠다. 기(気)가 지(肢: 사지, 손끝, 발끝)까지 잘 퍼져 나가 열리는 것(開)이 기지개이다.

　영어로 옮기면 'stretching'이다. 즉 체조다.

　서양의 맨손 체조는 몸의 자세를 바르게 하여 건강을 증진하게 시키고 몸매를 아름답게 하는 데 중점을 두고 있다. 그에 비해 동양의 체조는 자세를 바르게 하고, 근육과 뼈의 유연성을 높이는 서양 체조의 목적 외에 더 나아가 몸 안의 기혈 흐름을 원활하게 하고 장부의 독소를 정화하며 자율신경의 조화를 이루는 데 목적을 두고 있다. 대표적으로 퇴계 이황의 '활인심방'(活人心方)에 나오는 체조나 인도 요가의 아사나, 중국 기공의 오금희, 태극권 등이 있는데 이것들은 다 넓은 범위에서 맨손 체조로 기체조이다.

기체조로 가장 원초적이고 효과가 강한 것이 기지개다. 몸의 자생력에 의한 트림이나 딸꾹질을 하고 또 방귀를 뀌거나 기지개를 켰을 때 느끼는 시원함은 누구나 경험해 본 적이 있을 것이다. 이런 것들은 인체에서 막힌 기가 뚫려서 생기는 현상이다. 흐르는 물은 썩는 일이 없다. 항상 움직이고 있기 때문이다. 사람도 마찬가지이다. 손끝, 발끝까지 기가 잘 흘러야 병이 생기지 않는다. 이를 위해 동물이 생명력을 갖자마자 선천적으로 하는 행동이 기지개나 하품이다.

2) 기지개의 효과

기의 흐름을 원활히 하여 인체의 생명력을 강화한다

우리 몸의 표피(表皮), 근육(筋肉), 내장(內臟), 뼈(骨) 등이 굳어져 움직이지 않거나 그 기능이 약화되면 다른 부분과의 소통을 이루지 못하는 불통(不通)의 상태에 놓이게 된다. 이렇게 되면 우리의 몸은 부분적인 죽음을 맞이하게 되고, 병을 일으키는 원인이 된다. 그래서 기가 통하면 살고 불통하면 죽는다는 점을 동양에서는 강조한다.

이러한 인체의 불통 부분을 태(胎)라고 한다. 그렇기에 기지개(기체조)의 목적은 환골탈태하여 생명력을 강화하는 데 있다. 태의 모습은 고인 물과 같다. 고인 물은 내버려두면 결국 썩을 수밖에 없고, 썩은 물은 그 주변까지 좋지 않은 문제들을 일으킨다. 몸도 마찬가지다. 현대인들이 많은 병에 시달리고 계속해서 새로운 병이 생기는 큰 요인은 신체활동이 극히 적어지고, 신체의 활용이 일정 부분에만 편

중되기 때문이다.

몸의 일정 부분의 기능이 저하되면 그 부분만 문제가 생기는 것이 아니라 관련된 다른 부위에까지 문제를 일으킨다. 예를 들어 어깨가 안쪽으로 감긴 모양으로 굳으면 팔꿈치 부위가 움츠러들게 되고 갈비뼈 부위가 가라앉게 된다. 그러면 상체의 전반적인 모양새가 앞으로 움츠린 형태를 취하게 되어 무게 중심이 앞으로 쏠리게 되며, 호흡은 짧아지게 된다. 그러면 결국 기의 흐름이 막히거나 원활하지 못하게 된다. 기지개를 꾸준히 하면 이렇게 굳어져 기능하지 못하는 부분들이 천천히 풀리기 시작하며 다시 각 부분 간의 소통이 이루어져 제 기능을 찾게 된다. 이는 구르는 돌에 이끼가 끼지 않는 것과 같다. 이런 작용을 옛사람들은 "기(気)가 통한다.", "동(動)한다." 같은 식으로 표현하였다.

자세를 바르게 하여 임인을 안정시킨다

먼저 기를 고려하지 않더라도 동서양의 체조에서 가장 중요한 것은 자세이다. 자세를 바르게 하는 것은 몸의 건강뿐만 아니라 마음과 영혼의 건강까지 가져온다. 올바른 자세는 몸과 마음을 바르게 한다.

집을 잘 지으려면 우선 터를 잘 닦아야 한다. 집터가 단단히 안정된 후에야 주춧돌을 놓고 대들보를 세우고 지붕을 얹는다. 이를 인체로 비유하자면 주춧돌이 골반이고 대들보는 척추이다. 터가 뭉개지고 주춧돌이 삐뚤어지게 놓여있으면 그 집의 기둥은 휘어지고 부러져서 무너져버린다.

인체도 마찬가지이다. 육체 건강을 위해서는 골반을 안정시키고 척추를 바르게 세우는 것이 중요하다. 골반이 안정되고 척추가 바로 서야 한다는 것은 단지 자세(몸가짐)라는 육체적 문제에만 머무는 것이 아니다. 오늘날 우리가 사는 사회를 보면, 마음을 들뜨게 하고 흥분시키는 일들이 많고, 몸을 긴장시키고 바쁘게 하는 생활 위주로 되어 있다. 이러한 사회 속에서 현대인은 마음이 불안정하게 되어 언제나 호흡은 들떠 있으며, 육체의 근육은 항상 긴장되어 있다. 불안정한 생활은 제일 먼저 자세를 그릇되게 만든다. 그릇된 자세는 그릇된 습관을 만들고, 그릇된 습관은 그릇된 행동을 반복시키며, 그릇된 행동의 반복은 그릇된 마음(생각, 정신)을 형성한다. 이와 같이 그릇된 자세와 마음은 상호 밀접한 관계가 있다. 따라서 그릇된 자세를 고치는 것은 육체의 병만 고치는 것이 아니라 마음의 병까지도 고친다.

육체의 대들보인 척추를 바르게 보호하며, 척추를 받치고 있는 골반을 안정시키는 것은 체조이고 가장 좋은 체조가 기지개다.

자율신경(自律神経)의 조화를 이룬다

현재 많은 생체의학자나 생리학자들의 말처럼 "인간은 본래 건강하게 살아가도록 그 자체 안에 지혜와 능력을 지니고 있다. 원래는 누구든지 건강할 수 있도록 균형이 잡혀 있는 것이다." 이것이 병이 되는 것은 여러 가지 자극 때문에 마음과 몸의 균형이 깨어지기 때문이다. 이 균형이 파괴된 것 가운데 요즈음 현대병으로 '자율신경실조증(自律神経失調症)'이라는 것이 있다.

머리가 아프다, 배가 이상하다, 체중이 줄었다, 열이 난다, 잠이 안 온다, 다리가 저리다, 어깨가 결린다, 가슴이 두근거린다, 노곤하다,

어지럽다, 식욕부진, 메스꺼움, 변비, 설사 등 실로 여러 군데를 호소한다고 해서 '부정수소증후군(不定愁訴症候群)'이라는 진단명이 붙기도 하는데 병원을 가보아도 "모르겠다.", "별 이상이 없다."라는 말만 듣는다. 혹은 "피로해서 그렇습니다.", "운동 부족입니다.", "신경성인데, 요즈음 그런 사람들이 많습니다. 신경 쓰지 마세요." 같은 전혀 요령부득(要領不得)의 대답이 돌아오는 경우가 많다.

이런 증상들은 의사에게는 대수롭지 않은 것으로 생각되지만 본인으로서는 아주 절실하여 이 병원, 저 병원을 찾아다니는 '철새 환자'가 되는 대표적인 현대병 중 하나이다. 병원에서 여러 검사를 해도 증상이 잘 나타나지 않는 것은 내장 자체에 이상이 있어서가 아니다. 인간의 내장은 자율신경의 작용을 받고 있다. 자율신경은 글자 그대로 자동으로 작용하여 마음(의지, 의식)의 지배를 받지 않는다. 그래서 "불수의신경(不随意神経)"이라고도 부른다. 이에 대해 운동신경은 생각대로 움직이므로 "수의신경"이라고 한다. 우리가 잠자고 있을 때에도 숨은 계속 쉬고, 심장은 멈추지 않으며, 위장이 쉬지 않고 자동적으로 생명 활동을 계속하는 것도 이 자율신경의 작용 때문이다. 이 자율신경은 교감(交感)신경과 부교감(副交感)신경이라는 두 종류의 신경으로 되어 있어 서로 협력적으로 작용한다.

이것은 몸의 모든 부분 즉 심장, 위장, 기관지, 혈관, 안구, 피부, 모발 등 어디에나 퍼져 있다. 그들은 한쪽이 확장하면 한쪽은 수축하는 작용을, 한쪽이 촉진하면 한쪽은 제지하는 작용을, 한쪽이 긴장하면 한쪽은 이완하는 작용을 한다. 이처럼 대조되는 두 개의 신경이 서로 균형을 취하고 있을 때는 건강하고, 균형이 깨어졌을 때는 병적인 반응이 나타난다. 중요한 것은 이 자율신경이 척추를 통하여 내장에까지 뻗어 있다는 것이다. 따라서 척추에 이상이 생기면 자율신경의 조화가 깨어져 여러 가지로 몸에 이상이 생긴다. 이처럼 심인성이나 신경성 질병들의 대다수가 자율신경과 밀접한 관련이 있다. 기지개는 원래 태어날 때 주어진 생명력에 의해 이루어진다. 자율신경이 부조화가 되면 저절로 기지개와 하품이 켜진다. 따라서 일부러 하루에 수시로 기지개나 하품을 하면 자율신경실조증의 증상은 서서히 없어진다.

명상의 효과를 높인다

호흡이나 명상을 할 때에 자세를 중요시한다. 기지개를 통해 자세가 바르면 몸의 근육이나 뼈도 바르게 된다. 그러면 자율신경의 조화도 이루어지고 마음도 안정된다. 또한 기혈 순환도 잘 된다. 그러나 이러한 건강의 실용적인 차원에서만 기지개 운동을 강조하는 것이 아니다.

바로 입정(入靜: 고요함에 들어감)을 위해서이다. 자세를 바르게 하는 방법은 수없이 많지만, 바른 자세의 공통된 목적은 입정(고요함)을 구하는 데 있다. 고요함[靜]과 움직임[動]은 서로 대조되는 음(陰)과 양(陽)이다. 그 개념은 크게는 자연계의 물리 현상 속에서 서로 반대되는 상태라고 말할 수 있고, 작게는 인생에서의 정지와 활동, 휴식과 행동이라는 두 가지 상태라고 할 수 있다. 우리는 끊임없이 무엇인가를 추구하며 움직이면서 산다. 몸과 마음을 움직인 만큼 쉼, 비움, 휴식이 필요하다. 그리하여 고요함 속에서 저절로 생겨나는 지혜의 소리—직관을 알아차린다. 침묵에서 떠오르는 지혜를 직관적으로 알아차리려면 고요한 상태에서 바르게 앉고, 서고, 누워야 한다.

고요한 상태에서 바른 자세를 일정 시간 유지하려면 먼저 움직이는 기지개를 켜는 것이 효과적이다.

부상 방지 및 허리디스크 예방

 잠잘 동안은 우리 몸의 움직임이 적기 때문에 관절이나 근육이 굳게 된다. 이런 상태에서 갑자기 급하게 일어나면 관절과 근육에 지나친 자극이 가해져 근육경련이나 근육통이 나타날 수 있다. 이를 예방하는 것이 누운자세에서 기지개를 쭈욱 켠 다음 천천히 일어나는 것이다. 일어난 다음 앉은 자세에서 허리를 꼿꼿하게 펴서 양쪽 어깨의 간격이 좁아진다는 느낌으로 가슴을 펴면서 양쪽 팔을 위로 펴주면 척추가 강화되어 허리디스크를 예방할 수 있다.

3) 기지개를 하는 요령

 먹는 것 중에서 가장 생명력이 강한 것은 흔한 것이다. 운동도 가장 생명력이 강한 것은 내 몸과 마음, 호흡만 가지고 하는 것이다.
 하고 싶은 대로, 몸이 이끄는 대로 기지개를 켜라. 좋은 것은 저절로 원래의 생명력이 시킨다. 아기가 하품하거나 기지개를 켜는 것은 배워서 하지 않는다. 필요할 때 저절로 한다.
 이제 나이 들어 저절로 안 되니 일부러 켜본다. '기지개 켜야지.'라고 마음을 먹으면 몸이 알아서 움직인다. 그러면 그냥 힘껏 따라서 하면 된다.

그래도 굳이 요령을 간단히 설명하면,

가. 위로 올려 뻗기
- 다리를 어깨너비로 벌리고 양발바닥이 11자로
- 깍지 끼고 양팔을 '흡!' 하면서 위로 올린다.
  자연 호흡하면서 뒤꿈치를 번갈아 들어 올리면서
  양팔, 옆구리, 엉덩이를 좌우로 흔들어 준다.

나. 팔을 뒤로 뻗기
- 양팔을 뒤로 하여 깍지를 낀다.
- 양팔을 좌우로 흔들어 준다.
- 상체를 숙여고 깍지 긴 양팔을 최대로 위로 올리고 흔들면서 실시

다. 포구세(抱球勢)
- 앞 팔로 가슴 앞에서 원으로 만들어 포옹의 자세를 만든 후 호흡.
  (이때 '매순간 깨어 있어서 만나는 모든 것을 감사와 사랑으로 대하리라.' 라고 상상하거나 소리를 내면서 실시한다.)

4
태핑 이해하기

1) 태핑의 개념

태핑(Tapping)은 우리 몸의 특정 부위를 가볍게 두드리는 것을 말하며, 주로 손가락 끝을 이용하여 몸의 경혈을 자극하는 방법이다. 동양의 전통 의학인 침술의 원리를 기반으로 하고 있으며, 침 대신 손가락을 사용한다는 점에서 '침술 없는 침술'이라고 불리기도 한다. 태핑은 단순히 몸을 두드리는 물리적 행위를 넘어, 심리적, 정신적 안정과 신체적 치유를 돕는 효과적인 운동으로 우리들 주간보호센터 어르신들이 하는 여러 운동과 활동 중 가장 인기가 있고 오래 해도 질리지 않는 매력이 있다.

2) 태핑의 원리

태핑의 핵심 원리는 '경락(Meridian)'과 '에너지 흐름'에 있다. 동양의학에서는 우리 몸에 기(氣)가 흐르는 통로인 경락이 존재하며, 이 경락의 흐름이 원활하지 않을 때 신체적, 정신적 문제가 발생한다고 본다. 태핑은 이러한 경혈점을 두드려 막힌 에너지의 흐름을 뚫어주고, 몸과 마음의 균형을 회복시키는 역할을 한다.

또한, 태핑은 심리학적 관점에서도 설명될 수 있다. 특정 감정이나 문제가 있을 때, 그에 대한 언어적 진술(예: "나는 불안해", "나는 우울해")과 함께 경혈점을 두드리는 행위를 병행하면 스트레스 반응을 조절하는 뇌의 편도체(Amygdala)를 진정시키는 효과가 있다. 이를 통해 우리 몸의 부교감신경계를 활성화하여 심리적 안정감을 가져온다.

3) 태핑의 효과

저자가 일하고 있는 우리들 주간보호센터에서도 지속적으로 손바닥을 비비거나 다리를 흔들며 몸에 자극을 주는 9십 중반의 어르신은 몇 년 동안 건강을 잘 유지하시며 80대 보다 더 건강한 삶을 살고 계신다. 이분의 건강함에 힌트를 얻어 시작한 태핑은 아래와 같은 효과가 있다.

첫째, 심리적 안정 및 스트레스 완화 효과다. 태핑은 심리적 불안, 공포, 우울증과 같은 부정적인 감정을 다루는데 매우 효과적이다. 태핑을 반복하면, 부정적 감정의 강도가 점진적으로 줄어드는 것을 경험할 수 있다.

둘째, 자기 수용과 자신감 향상 효과다. "나는 나 자신을 깊이, 그리고 온전히 사랑하고 받아들인다."와 같은 긍정적인 자기암시와 함께 태핑을 하면, 자기 비난이나 부정적인 자아상을 극복하고 긍정적인 자기 수용을 촉진할 수 있다.

셋째, 통증 완화 효과다. 만성적인 신체 통증(두통, 허리 통증, 관절염 등)에 태핑을 적용하면 통증의 강도를 줄이는데 도움을 받을 수 있다. 이는 통증과 관련된 감정적 스트레스를 완화하고, 신체의 자연 치유력을 높여주기 때문이다.

넷째, 수면의 질 향상 효과다. 불면증이나 수면 장애가 있는 사람들은 잠들기 전 태핑을 통해 마음을 진정시키고, 편안한 상태로 이완될 수 있다.

다섯째, 집중력 및 수행 능력 향상 효과다. 시험을 앞둔 수험생이나 중요한 발표를 준비하는 사람들은 태핑을 통해 불안을 해소하고 집중력을 높일 수 있다. 그리고 운동선수나 예술가들은 태핑을 통해 경기나 공연 전의 긴장감을 완화하고, 최고의 기량을 발휘하는 데 도움을 받을 수 있다.

4) 태핑 방법

다양한 태핑 방법이 있지만 우리 몸 전체를 손끝으로 천천히 두드리며 코칭 모드를 조성하면 된다. 특히 림프계가 집중된 목, 겨드랑이, 서혜부 등 3곳의 림프샘은 좀 더 많은 관심을 두고 태핑 하면 좋다. 아래 그림에서 보듯이 림프관이 집중된 곳이 림프샘이며 이곳을 태핑 하면 탁월한 태핑 효과를 볼 수 있다.

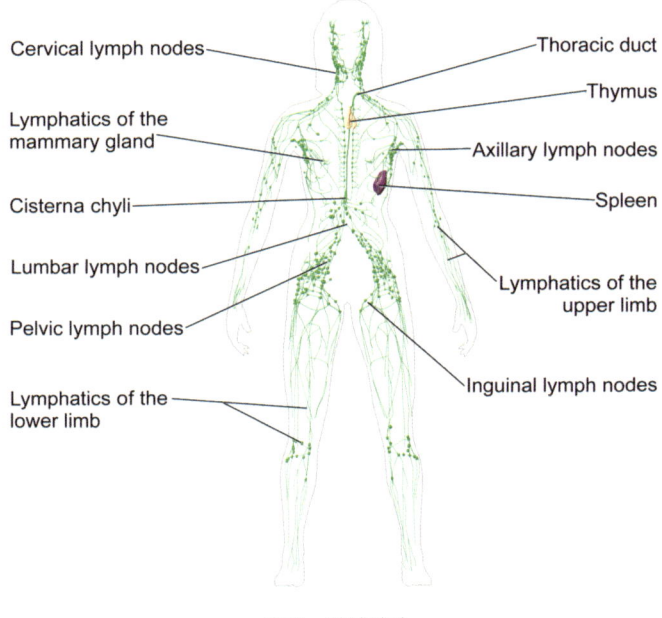

출처: 위키백과

 태핑 방법 중 서구 사회에 잘 알려진 태핑 방법은 EFT (Emotional Freedom Techniques)이다. EFT는 특정 경혈점들을 순서대로 두드리는 방식으로 진행된다. 이러한 지점들을 두드리며 "내가 느끼는 이 불안감에도 불구하고, 나는 나 자신을 깊이, 그리고 온전히 사랑하고 받아들인다"와 같이 현재의 문제와 긍정적인 확언을 함께 말하는 것이 핵심이다.

태핑은 복잡한 도구나 장소의 제약 없이 누구나 쉽게 할 수 있는 강력한 자기 치유 기법이다. 동양의 전통 지혜와 현대 심리학의 원리가 결합한 이 기법은 우리의 몸과 맘을 연결하고, 내면의 치유 에너지를 활성화하여 보다 건강하고 균형 잡힌 삶을 살아갈 수 있도록 힘을 준다.

5
태핑기지개코칭 사례

태핑기지개코칭의 수월한 이해를 위해 지난 5월 말부터 백일 간 진행한 태핑기지개 셀프코칭 사례를 게재한다.

사례: 성가로 기도하는 사람 되기

노래에 재능이 많지 않았지만, 성가대에 남성 단원이 적어 남성들은 쉽게 성가대 적응이 가능하다는 주일학교 동창의 말을 덥석 믿고 성가대 활동을 시작하였지만 노래 실력이 쉽게 늘지 않는다는 것을 다년간의 성가대 활동을 통해 절감하게 되었다. 평상시 강점을 활용하고 단점은 타인을 통해 해결하는 삶을 살아온 나로서는 실력이 늘지 않음에 많은 실망을 하였고 성가대를 그만두고 싶은 마음도 자주 들어 하느님께 기도하는 마음으로 두 번의 셀프코칭 프로그램을 진행하였다.

2023년도에는 '노래로 기도하는 삶'를 목표로 문화센터에서 일대일 레슨 중심으로 노래를 잘하기 위해 노력하여 자신감이 향상되었고, 지속적인 노력이 실력 향상에 도움 됨을 느끼는 성과를 보았지만, 성가대를 더 오랫동안 하고 싶은 마음이나 '바로 이거야'라는 확실한 느낌이 부족하였다.

 2025년 5월 말에 다시 한번 '성가로 기도하는 사람 되기'라는 목표로 태핑기지개코칭을 시작하며 호흡근을 강화하는 방향으로 연습이라는 단어보다는 훈련이라는 적극성이 담긴 단어로 실행계획을 포함한 아래와 같은 태핑기지개코칭 모델을 수립하고 거의 매일 아침 화장실 거울 앞에서 태핑 후 기지개 켜면서 태핑기지개코칭 모델을 따라 실행하였다.

- Tapping: 태핑 하며 '나는 매일 노래 실력이 향상되고 있다.'라고 자기암시
- Goal: 2025년 9월 7일까지 자신 있게 성가로 기도하는 사람 되기
- Identity: 실행하는 태핑기지개코치
- Just time: 테너 활동한 지 얼마 안 된 초급 성가대원
- Idea: 매일 복식호흡, 개 호흡, 뱃고동 발성, 립트릴 훈련, 매주 금요일과 일요일 100분 성가 훈련
- Gae(going on): 포구세 자세를 취하며 기쁘게 성가로 기도하는 모습 상상 후, 까치발 들기로 실행 의지 몸에 각인

 매일 다짐한 태핑기지개코칭을 실행하기 위해 거울 앞에서 머리에 있는 백회혈, 풍지혈, 태양혈부터 어깨, 쇄골, 단전, 다리를 거쳐 발까지 온몸을 태핑 하며 몸의 순환길을 열었고, 우리들 주간보호센터에서도 조회 시간에 어르신들과 같이 즐겁게 태핑을 하면서 힘차게

하루를 시작하고 있다. 태핑 후에는 기지개를 머리 위로 펴며 목표를 다짐하였고 뒤로 젖히며 나의 정체성을 음미한 다음 팔을 앞으로 뻗으며 현실을 인식하였다. 그런 다음 좌우로 기지개 켜며 실행안을 하나하나 떠올렸다. 실행안을 인식한 다음에는 까치발 들기를 하며 실행을 격려하며 실행 에너지를 온몸에 전달하였다. 노래를 잘하기 위한 실행으로 아침저녁으로 복식호흡을 3분 이상 하였으며, 출근하기 전 경춘선 숲길을 산책하며 립트릴 2분, 텅트릴 2분을 하고 소리는 작지만 강한 압력으로 뱃고동 허밍으로 애국가를 4절까지 불렀다. 출근을 위해 승차한 승용차에서는 시운전하는 동안 개 호흡을 300개에서 1천 개로 늘려서 하니 제대로 한 보람을 느꼈다.

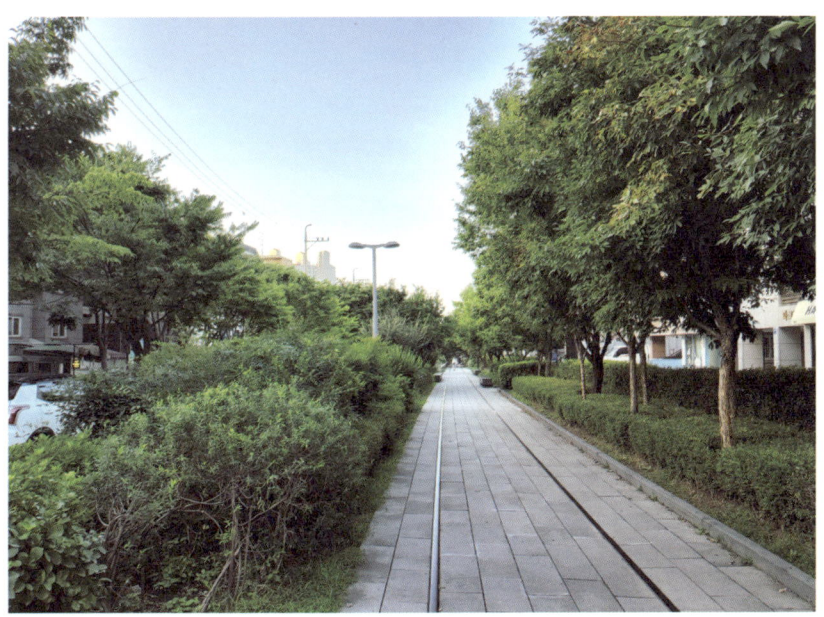

공릉동 경춘선 숲길

저녁 퇴근 후에는 유튜브를 보며 발성 관련 알찬 내용이 추가로 있는지 보던 중 새끼손가락 끝을 앞니로 가볍게 물고 웃는 얼굴을 유지하며 노래하는 것이 도움 된다는 내용을 듣고 틈틈이 이대로 성가 훈련을 하였더니 높은음이 자연스럽게 나기 시작하였다. 잠자리에 들기 전 태평기지개코칭 실행 의지를 높이기 위해 까치발 들기 200개를 하며 목표가 달성된 나를 상상하면서 하루의 훈련을 마무리하였다. 이런 훈련의 결과를 제일 먼저 나 자신이 알아챘고 이제는 성가를 사랑하고 성가로 기도하는 사람으로 기쁘게 활동하는 사람이자 태평기지개코치라는 정체성을 마음에 품고 생활하고 있다.

Part 2

태핑기지개코칭
모델

Tapping

손끝으로 여는 몸맘 순환길

1

태핑(코칭 모드 조성)

　손끝으로 온몸과 림프액이 많이 모이는 목과 겨드랑이 그리고 서혜부 등 림프샘을 두드리는 태핑은 몸과 맘의 순환길을 열면서 편안한 상태를 만들기에 코칭 모드를 조성하는데 효과가 탁월하다. 코칭 전 자기 자신과의 라포를 형성하는 코칭을 준비하는 단계이다. 코칭에서 가장 중요시하는 것 중의 하나가 패러다임의 전환이다. '나는 안 돼'라는 부정적인 관점에서 자기 잠재력을 믿고 실현될 것을 확신하는 긍정적인 관점으로의 전환이 필수적이다. 이를 위해 코칭 시작 전에 에너지가 증가하는 태핑과 셀프코칭의 목표가 반드시 '그대로 이루어진다'라는 믿음으로 일상의 생활 모드에서 설렘과 신나는 코칭 모드로 전환하는 단계이다.

　태핑을 하면서 활용할 수 있는 질문은 다음과 같다.

- 코칭 모드로 전환하기 위해 자신에게 하고 싶은 말은?
- 태핑기지개코칭을 만난 설렘을 표현해 주겠습니까?

태핑 관련 사례

태핑을 하면서 아래 질문을 한다.

- 셀프 질문: 나에게 힘이 되는 말은?
- 답변: 나는 매일 모든 면에서 점점 더 발전하고 있다.

- 추가 질문: 나에게 힘이 되는 프레즌스 행동은?
- 답변: 기지개다. 가슴 부위에서 손깍지를 끼고 하늘로 손을 쭈욱 편 다음 기지개를 켜는 것이다.

Goal(목표)

우리들의 마음속에는 한 가지 이상의 꿈이 있다. 꿈이 간절할수록 꿈을 이루려는 노력도 커지게 된다. 별똥별을 보고 소망하는 간절한 꿈은 잘 이루어진다고 한다. 더 나아가 꿈을 이루는 과학적인 방법은 꿈을 목표로 적고 탁월한 실행 방법을 찾아 실행하는 것이다. 목표를 정할 때도 시간 등 숫자를 포함하여 적으면 달성할 확률이 높아진다.

활용할 수 있는 목표 관련 질문은 다음과 같다.

- 코칭을 마쳤을 때 어떤 성과를 얻고 싶은가?
- 오늘의 코칭 목표는 무엇인가?
- 코칭 목표를 통해 진정으로 원하는 것은 무엇인가?
- 목표가 이루어진다면 자기 삶이 어떻게 달라지겠는가?

목표 설정 사례

- 셀프 질문: 오늘의 코칭 목표는 무엇인가?
- 답변: 자신 있게 성가로 기도하는 사람 되기

- 추가 질문: 목표 달성 시기는 언제인가?
- 답변: 열심히 하여 몇 달 후 달성하고자 한다.

- 추가 질문: 수치가 반영된 목표로 다시 설정한다면?
- 답변: 2025년 9월 7일까지 자신 있게 성가로 기도하는 사람 되기.

- 확장 질문: 목표가 이루어진다면 삶이 어떻게 달라지겠는가?
- 답변: 성가를 기쁘게 부르며 가사를 음미하기에 기도하는 자신감으로 보람되고 행복한 생활을 하게 된다.

3
Identity(정체성)

구체적이고 확실한 상상은 목표 달성을 쉽게 이루어지게 한다. 목표가 달성된 모습과 이를 즐기는 모습을 구체적으로 상상하고 이런 목표 달성을 위해 노력하는 자신이 누구인지 인식하는 단계이다.

활용할 수 있는 상상 & 정체성 관련 질문은 다음과 같다.

- 목표가 달성된 모습을 구체적으로 상상하고 표현한다면?
- 이런 목표 달성을 위해 애쓰는 자신은 누구인가?

정체성 관련 사례

- 셀프 질문: 목표가 달성된 모습 즉 비전을 그려보자. 무엇이 보이고 무엇이 들리고 무엇이 느껴지는가?
- 답변: 매일 매일 성가를 즐겁게 부르고 있으며, 태핑기지개코칭을 널리 보급하는 삶을 살고 있다.

- 추가 질문: 주변의 반응은 어떠한가?
- 답변: 향상된 노래 실력에 놀라며 노하우를 전달해 달라고 요청하고 실천하면서 '효과가 좋다.'라는 표현을 해주고 있다.

- 추가 질문: 이런 목표를 가지고 있는 당신은 누구인가?
- 답변: 많은 사람들이 자신의 목표를 달성하도록 적극 지원하는 태핑기지개코치다.

4

Just time(현일)

목표와 관련되어 어떤 현상들이 존재하며, 관련성은 무엇인지 파악하고, 목표와 현실과의 괴리에 대해 인식하는 단계이다. 코칭은 현재의 상태에서 원하는 상태에 도달하기 위해 진행하기에 현실을 잘 파악하는 것이 중요하다.

활용할 수 있는 현실 관련 질문은 다음과 같다.

- 목표가 이루어진 것을 100점이라고 한다면 지금은 어떤 수준인가?
- 목표를 이루기 위해 지금까지 어떤 시도를 해 보았는가?
- 여러 가지 실행을 통해 얻은 것은?

현실 관련 사례

- 셀프 질문: 목표 달성 수준을 100점이라고 가정하면 현재 달성 수준은?
- 답변: 첫 시작 5월 말은 70점에서 현재는 85점

- 추가 질문: 지금까지 어떤 시도를 해 보았는가?
- 답변: 몇 년 전 시도했을 때는 성과에 만족하지 못했지만, 이번 코칭에서는 실력 향상에 만족하여, 태핑기지개코칭 과정을 담은 책도 저술하고 있다.

- 추가 질문: 현실에서 얻은 교훈은?
- 답변: 중단하지 말고 실행력을 바탕으로 한 코칭의 매력을 믿고 지속적으로 실행한다.

5
Idea(실행 아이디어)

목표를 달성하기 위한 다양한 대안을 탐색하는 단계이다. 가능하면 브레인스토밍 등 열린 사고로 많은 대안을 탐색하고, 그중 탁월한 대안을 찾아 실행하려는 노력이 필요하다. '또 다른 대안은 무엇인가?'라는 질문을 많이 활용해 보자.

활용할 수 있는 대안 관련 질문은 다음과 같다.

- 목표를 달성하기 위해 구체적으로 무엇을 하겠는가?
- 또 다른 대안은 무엇인가?
- 그밖에 또 다른 대안은 무엇인가?
- 지금까지 시도해 보지 않았지만 새롭게 실행해 볼 대안은 무엇인가?

- 어떤 대안이 가장 효과가 있다고 생각하는가?
- 그 대안을 실행하기 위해 구체적으로 무엇을 하겠는가?
- 그 실행안을 언제부터 시작하고 언제 완성하겠는가?
- 활용할 수 있는 주변의 자원은?
- 장애 요소는 무엇이며 어떻게 극복하겠는가?

실행 아이디어 관련 사례

- 셀프 질문: 목표 달성을 위해 구체적으로 무엇을 하겠는가?
- 답변: 매일매일 복식호흡을 한다.
  : 호흡근 발달을 위해 개 호흡 1천 번, 쓰 호흡, 립트릴, 뱃고동 허밍을 한다.
  : 자신이 부른 성가를 녹음한 후 들으며 개선한다.
  : 매주 금요일과 일요일은 100분 이상 훈련한다.

- 추가 질문: 또 다른 실행안은 무엇인가?
- 답변: 태핑기지개코칭으로 실행에너지를 만든다.

- 확장 질문: 지금까지 시도해 보지 않았지만 새롭게 실행해 볼 실행안은 무엇인가?
- 답변: 전문가의 피드백을 받는다.

Going on(실행 격려)

　행동의 주체인 자신을 믿고 실천하여 목표를 달성할 것을 신뢰하며, 코칭을 마무리하는 단계이다.

　활용할 수 있는 실행 격려 관련 질문은 다음과 같다.

- 실행력을 높이는 행동이나 말은?
- 코칭을 통해 새롭게 배우거나 느낀 것은 무엇인가?
- 코칭 목표를 달성한 자신에게 스스로 무엇이라고 인정하겠는가?

실행 격려 관련 사례

- 셀프 질문: 포구세(지구를 품은 자세) 포즈를 취하면서 실행력을 높일 수 있는 행동이나 말은?
- 답변: 나는 실행 전문가다.

- 추가 질문: 코칭을 통해 새롭게 배우거나 느낀 점은?
- 답변: 탁월성을 지닌 나 자신을 믿게 되어 마음 든든하다.

- 추가 질문: 스스로 인정한다면 어떻게 인정하겠는가?
- 답변: 내가 대견하고 자랑스럽다. 나는 인생이 술술 풀리는 탁월한 태핑기지개코치다.

7

태핑기지개코칭 요약 및 동작

태핑기지개코칭 내용을 기지개 동작과 결합하여 정기적으로 실천하면서 마음에 각인하면 효과가 탁월하다.

1) 태핑

> 몸 순환길을 두드리며 자기암시를 한다.
> "나는 매일 모든 면에서 점점 더 발전하고 있다."

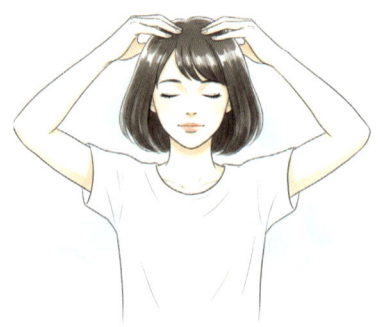

2) 목표(Goal)

> 손깍지를 낀 상태에서 손바닥이 하늘로 향하게
> 하여 머리 위로 쭉 기지개를 켜면서
> "자신 있게 성가로 기도하는 사람 되기."
> 라는 목표 각인하기

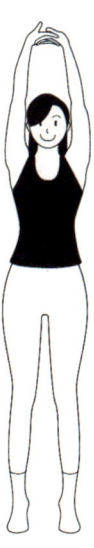

3) 정체성(Identity)

> 기지개를 켠 상태에서 뒤로 젖히며
> 코칭을 즐겁게 하는 모습을 상상하며,
> "건강과 행복을 선사하는 태평기지개코치"
> 임을 인식한다.

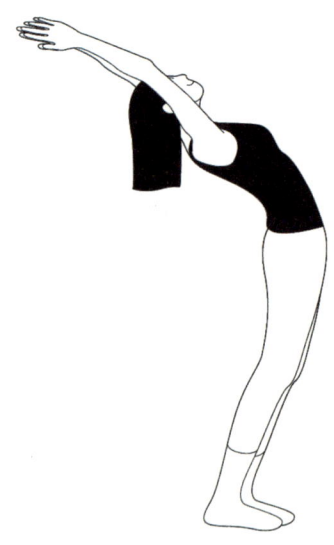

4) 현실(Just time)

> 기지개를 앞으로 켜며
> "현재 70점 정도의 수준이며
> 코칭의 탁월성을 믿고 지속 실천한다."
> 라는 다짐을 한다.

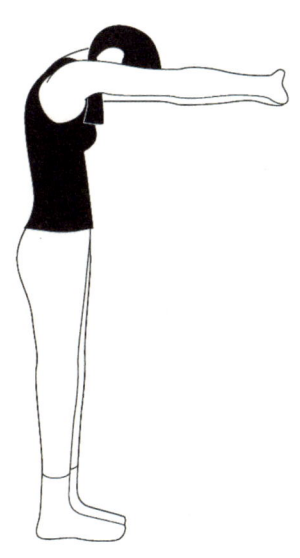

5) 실행 아이디어(Idea)

> 기지개를 좌우로 켜며
> "매일 복식호흡, 쓰 호흡, 개 호흡,
> 립트릴, 뱃고동 허밍을 한다.
> 금요일과 일요일 100분 이상 훈련한다."
> 라는 실행안을 떠올린다.

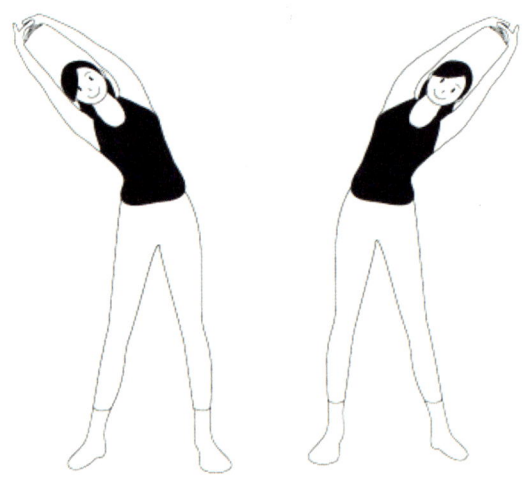

6) 실행 격려(Going on)

포구세를 취한 후
세상의 주인공이 되어 외친다.
"나는 인생이 술술 풀리는 태평기지개코치다."

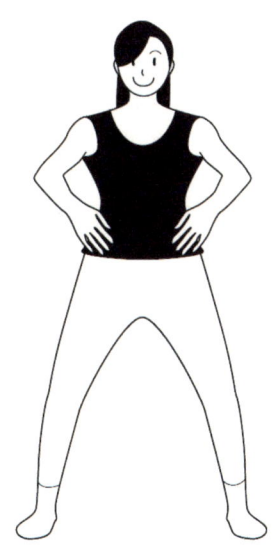

8

리추얼 태핑기지개

Gijigae 모델을 기대치의 기, 지혜로운 실행안의 지, 개선장군 모습의 개를 의미하는 리추얼 기지개 모델로 만들어 매일 실천한다.

1) 태핑

> 몸 순환길을 두드리며 자기암시를 한다.
> "나는 매일 모든 면에서 점점 더 발전하고 있다."

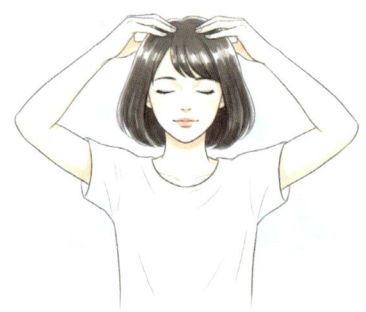

2) 기대치 (오늘 하루 목표)

손깍지를 낀 상태에서 손바닥이 하늘로 향하게
하여 머리 위로 쭉 기지개를 켜면서
"자신 있게 성가로 기도하는 사람 되기."
라는 목표 각인하기

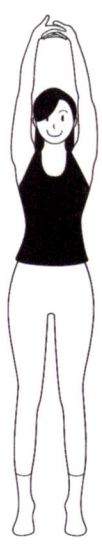

3) 지혜로운 실행안

> 기지개를 좌우로 켜며
> "매일 복식호흡, 쓰 호흡, 개 호흡,
> 립트릴, 뱃고동 허밍을 한다.
> 금요일과 일요일 100분 이상 훈련한다."
> 라는 실행안을 떠올린다.

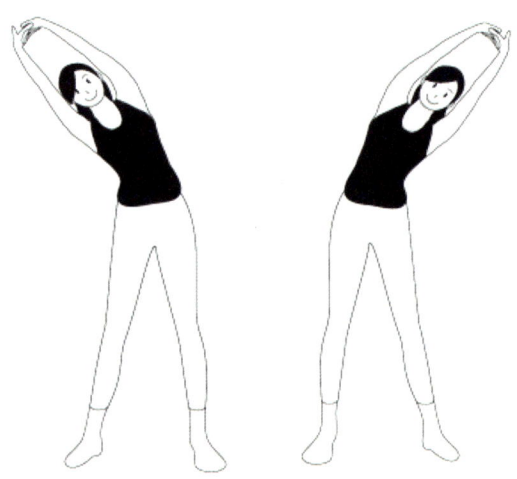

4) 개선장군 모습

> 포구세를 취한 후
> 세상의 주인공이 되어 외친다.
> "나는 인생이 술술 풀리는 태핑기지개코치다."

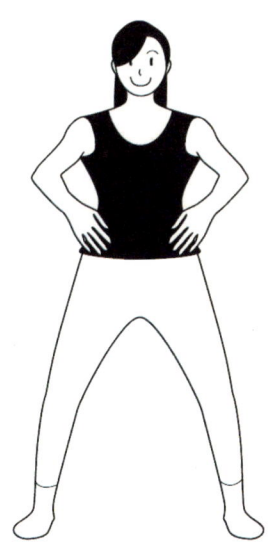

9
태핑기지개코칭의 매력

 상상력의 힘은 막강하다. 우리가 믿는 대로 이루어진다. 태핑 Gijigae 코칭의 단계별 내용을 구체적으로 충실히 작성한 후 매일 매일 꾸준히 실행하면 모두 이루어진다. "나는 안 돼. 나는 못났어."라는 부정적인 관점을 과감히 던져 버리고 "나는 할 수 있어. 나는 무한한 잠재력을 가지고 있어. 모든 것을 이룰 수 있어."라는 코칭 관점으로 실천하면 원하는 모든 것을 이룰 수 있는 기적을 만들 수 있다. 시간적으로나 심적으로 여유가 없는 분들은 리추얼(Ritual) 태핑기지개코칭을 활용하여 자신의 탁월성을 만나 이전과는 다른 탁월한 성과를 내는 행복한 삶을 살기를 바란다.

Part 3

실행 의지를
높이는 운동

Tapping

손끝으로 여는 몸맘 순환길

1
발끝 당기기

발끝 당기기는 앉거나 누워서 발끝을 몸쪽으로 바짝 당긴 다음 바깥쪽으로 쭉 뻗는 동작을 반복하는 간단한 동작이다. 이 동작은 마치 발끝에 있는 스위치를 켜듯 우리 몸속 깊은 곳까지 닿아 다양한 긍정적인 변화를 불러온다. 특별한 도구나 넓은 공간이 필요 없어 언제 어디서든 실천할 수 있다. 바쁜 일상에서 자신을 돌볼 시간이 부족한 현대인에게 발끝 당기기는 건강을 되찾는 가장 쉽고 효과적인 첫걸음이 되어 줄 것이다.

발끝 당기기는 간단한 동작임에도 불구하고 뛰어난 효과가 있다.
첫째, 혈액 순환 개선 효과다. 발끝을 당기면 종아리와 허벅지 근육이 강하게 수축하고 이완한다. 이 과정에서 다리의 혈액 순환이 촉진되는데, 이는 마치 심장이 펌프질하듯 다리 근육이 제2의 심장 역할을 하는 것과 같다. 심장으로 돌아가는 혈액의 흐름이 원활해지면서 전신의 혈액 순환이 개선되고, 몸이 한결 가벼워지는 것을 느낄 수 있다.

둘째, 하체 부종 완화다. 하루 종일 서 있거나 앉아 있으면 다리가 붓기 쉽다. 발끝 당기기는 정체된 혈액과 림프액의 흐름을 원활하게 만들어 하체에 쌓인 부종을 효과적으로 완화해 준다. 특히 잠들기 전 틈틈이 이 동작을 하면 다음 날 아침 훨씬 가벼워진 다리를 만날 수 있다.

셋째, 다리 근력 강화다. 발끝을 당기는 동작은 평소 잘 사용하지 않는 종아리와 허벅지 뒤쪽 근육을 단련하는 데 도움을 준다. 꾸준히 반복하면 다리 근력이 향상되어 걷거나 계단을 오를 때 한결 편안함을 느낄 수 있습니다.

넷째, 신체 균형 및 유연성 증진 효과다. 발목과 아킬레스건 주변 근육을 부드럽게 풀어주어 신체 균형을 잡는 데 도움을 준다. 또한 다리 뒷부분의 근육과 힘줄을 늘려주어 유연성 증진에도 효과적이다.

다섯째, 숙면 유도 효과다. 발끝 당기기는 긴장된 다리 근육을 풀어주어 몸을 이완시키는 데 효과적이다. 잠자리에 들기 전 이 동작을 10분 정도 반복하면 편안한 상태에서 깊은 잠이 들 수 있도록 돕는다.

발끝 당기기는 우리의 몸을 정교하게 가꾸는 섬세한 노력 중 하나로 꾸준한 발끝 당기기 습관으로 온몸의 순환을 깨우고 더욱 활력 넘치는 삶을 살 수 있다.

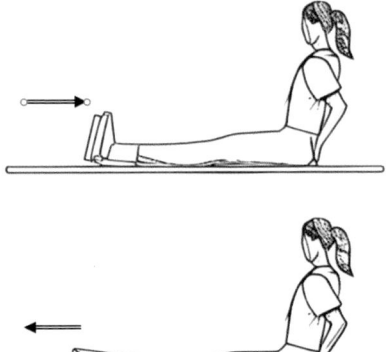

2
발끝치기

발끝치기는 편안하게 앉거나 누운 상태에서 두 발을 가지런히 모으고 발끝을 좌우로 가볍게 부딪치는 동작이다. 마치 발끝으로 박자를 맞추듯 경쾌하게 반복하는 이 운동은 막힌 혈관을 뚫고 온몸의 순환을 촉진하는 방법 중 하나다. 특별한 장비나 넓은 공간이 필요 없어 언제 어디서든 우리 몸을 깨우는 활력소가 되어 준다.

발끝치기의 놀라운 효과는 다음과 같다.

첫째, 혈액 순환 개선이다. 발끝을 좌우로 부딪치는 동작은 발과 발목 주변의 모세혈관을 자극한다. 이 자극은 굳어 있던 혈관을 확장하고 혈액 순환을 원활하게 만들어 온몸 구석구석까지 신선한 혈액과 산소를 전달한다. 특히 심장에서 가장 먼 발끝까지 혈액이 잘 흐르도록 도와 손발이 차가운 분들에게 효과적이다.

둘째, 하체 근육 이완 효과다. 발끝치기는 발목과 종아리 근육의 긴장을 풀어주는 데 효과적입니다. 발끝의 가벼운 움직임은 하체 전체의 뭉친 근육을 부드럽게 이완시켜 피로를 해소하고 다리를 편안하게 만들어 준다.

셋째, 스트레스 해소 효과다. 발끝치기의 경쾌한 리듬은 복잡한 생각을 멈추고 현재의 몸 상태에 집중하게 만든다. 반복적인 리듬 운동은 뇌파를 안정시켜 스트레스와 긴장감을 해소하고 마음을 편안하게 만드는 데 도움을 준다.

넷째, 시력 향상 및 당뇨 치료 효과다. 과거 방송된 TV조선 의학 토크쇼 '내 몸 사용 설명서'의 '발끝치기'편에서는 발끝을 벽에 부딪치는 단순한 운동만으로도 놀라운 건강 증진 효과가 있다고 밝혔다.

이날 방송에는 발끝치기 운동으로 시력이 좋아져 평생 쓰던 안경까지 벗었다는 출연자가 나왔다. 하루 2,000회씩 발끝치기 운동을 1년간 꾸준히 한 덕분에 시력이 0.5나 올라가면서 운전할 때도 안경을 쓰지 않게 됐다고 한다. 또 발끝치기 운동으로 당뇨를 치료하고 불면증을 극복한 사람, 뇌 수술 후유증을 극복한 사람 등 발끝치기 운동의 효과를 증명해 줄 다양한 출연자가 등장하였다.

하지만 누구에게나 좋은 영향을 발생시키는 것은 아니다. 관절에 이상이 있거나 허리디스크가 있으신 분들은 무리해서 따라 하다가 통증이 일어날 수 있다. 잘못된 자세를 반복적으로 진행하게 되면 오히려 부작용이 될 수 있다고 하니 이 점 주의해야 한다.

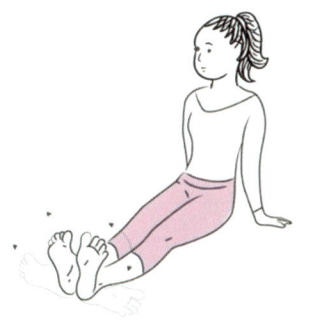

3

까치발 들기

까치발 들기는 발뒤꿈치를 들어 올린 채 발끝으로 서는 간단한 동작이다. 마치 하늘로 솟아오르는 듯한 이 섬세한 움직임은 우리 몸의 숨겨진 근육들을 깨우고, 하체에 새로운 활력을 불어넣는다. 서서히 몸의 중심을 잡으며 균형을 잡는 과정에서 온몸의 균형 감각과 근력이 자연스럽게 향상된다.

까치발 들기의 놀라운 효과는 다음과 같다.

첫째 종아리 근육 강화 효과다. 까치발 들기는 '제2의 심장'이라 불리는 종아리 근육을 집중적으로 단련하는 데 가장 효과적인 동작 중 하나이다. 꾸준히 반복하면 종아리 근력이 강화되어 혈액 순환이 개선되고, 다리의 힘이 전반적으로 향상된다.

둘째 혈액 순환 개선 및 부종 완화 효과다. 혈액 공급은 심장의 힘으로 동맥을 통해 신체 끝까지 잘 전달되지만 심장으로 되돌아가는 혈액은 심장의 빨아들이는 힘이 적어 근육의 펌프 작용으로 흐름을 원활하게 해야 한다. 특히 종아리 근육의 펌프 작용은 심장으로 돌아가는 혈액의 흐름을 원활하게 만든다. 이로 인해 정체되어 있던 혈액과 림프액 순환이 촉진되어 다리 부종과 피로를 효과적으로 해소한다.

셋째 균형 감각 및 자세 교정 효과다. 까치발 들기는 발끝으로 몸의 균형을 잡는 과정에서 자연스럽게 발목과 다리, 그리고 코어 근육을 사용하게 만든다. 이는 신체의 균형 감각을 향상시키고, 올바른 자세를 유지하는 데 필요한 근력을 길러준다.

넷째 하체 힘 증진 효과다. 까치발 들기 동작은 종아리뿐만 아니라 허벅지, 엉덩이 근육에도 자극을 주어 하체 전체의 힘을 길러준다.

까치발 들기는 단순하지만 강력한 효과를 지닌 운동이다. 매일 틈틈이 까치발 들기를 통해 하체의 숨겨진 힘을 깨우고, 더욱 건강하고 활기찬 삶을 만들어 보자.

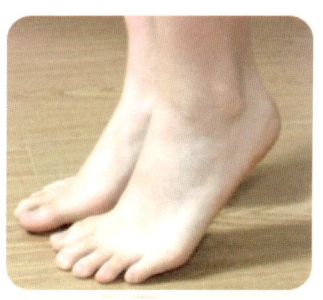

4 합장 박수

합장 박수는 두 손바닥을 합쳐 마주 보게 한 뒤, 손가락 끝부터 손목까지 손바닥 전체가 정확하게 부딪치며 손뼉을 치는 동작이다. 단순히 손뼉을 치는 것을 넘어, 손바닥에 분포된 수많은 경혈과 반사구를 자극하여 우리 몸의 기혈 순환을 돕는 의미 있는 행위입니다. 별다른 준비 없이도 언제 어디서든 할 수 있어 바쁜 일상에서 건강을 지키는 소중한 습관이 되어 준다.

합장 박수의 놀라운 효과는 다음과 같다.

첫째, 전신 혈액 순환 개선 효과다. 손바닥에는 온몸의 장기와 연결된 수많은 경혈과 반사구가 분포되어 있다. 합장 박수를 하면 이 부위들이 자극되어 혈액 순환이 활발해지고, 뭉친 기혈이 풀리면서 몸 전체의 순환이 원활해진다. 이는 몸을 따뜻하게 하고 면역력을 높이는 데 기여한다.

둘째, 수족냉증 완화 효과다. 차가운 손발은 혈액 순환이 잘되지 않는 대표적인 증상이다. 합장 박수를 꾸준히 하면 손끝까지 혈액이 잘 전달되어 손발이 따뜻해지는 효과를 얻을 수 있다.

 셋째, 오장육부 활성화 효과다. 손바닥의 특정 부위는 오장육부와 연결되어 있다. 예를 들어, 손바닥 중심은 심장, 엄지 아래는 폐, 새끼손가락 쪽은 신장과 관련이 깊다. 합장 박수를 하며 이 부위를 고루 자극하면 각 장기의 기능이 활성화되는 데 도움을 줄 수 있다.

 넷째, 관절염 예방 및 완화 효과다. 합장 박수를 하는 동작은 손가락과 손목의 관절을 부드럽게 풀어준다. 꾸준히 반복하면 관절의 유연성을 높여 관절염을 예방하고 이미 있는 통증을 완화하는 데 효과적이다.

 합장 박수는 단순히 소리를 내는 것을 넘어, 내 몸과 소통하는 섬세한 대화다. 매일 짧은 시간이라도 합장 박수를 통해 온몸의 기혈을 열고 몸과 마음의 활력을 되찾아 보자.

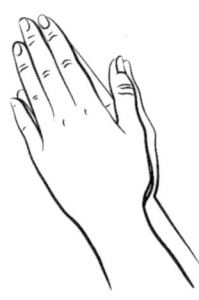

5

도리도리

도리도리는 고개를 좌우로 천천히 흔드는 단순한 동작이다. 어린 시절부터 자연스럽게 해왔던 도리도리는 경직된 목과 어깨 근육을 이완시키고, 목 주변의 기혈 순환을 원활하게 만들어 우리 몸의 중요한 통로인 목 건강을 지키는 데 매우 효과적인 습관이다.

도리도리의 효과는 다음과 같다.

첫째, 목과 어깨 근육 이완 효과다. 장시간 컴퓨터나 스마트폰을 사용하면 목과 어깨 근육이 쉽게 뭉치고 경직된다. 도리도리를 통해 고개를 좌우로 부드럽게 움직이면 뭉친 근육을 풀어주고, 목 주변의 긴장감을 완화하여 피로를 줄일 수 있다. 이는 거북목 증후군이나 어깨 통증을 예방하는 데 도움을 준다.

둘째, 뇌 활성화 및 집중력 향상 효과다. 목에는 뇌로 가는 중요한 혈관과 신경들이 지나간다. 고개를 좌우로 움직이는 동작은 목 근육을 부드럽게 하여 뇌로 혈액 공급이 원활하게 이루어지도록 돕는다. 뇌에 충분한 산소와 영양분이 공급되면 두뇌 활동이 활발해져 집중력과 기억력이 향상되는 효과를 기대할 수 있다.

셋째, 자율신경계 조절 효과다. 목 뒤쪽에는 우리 몸의 균형을 담당하는 소뇌와 자율신경계가 자리 잡고 있다. 도리도리는 이 부위를 부드럽게 자극하여 자율신경계의 균형을 맞추는 데 도움을 준다. 이는 스트레스 해소 및 심리적 안정감을 가져오는 데 효과적이다.

넷째, 안면 근육 이완 및 표정 근육 강화 효과다. 고개를 좌우로 움직이는 동안 얼굴 근육도 함께 이완된다. 도리도리는 안면 근육의 긴장을 풀어주고 부드러운 표정을 만드는 데 도움을 준다. 이는 얼굴에 쌓인 피로를 해소하는 데도 좋다.

도리도리는 아주 사소한 움직임이지만, 우리 몸의 가장 중요한 통로인 목을 관리하는 중요한 습관입니다. 매일 틈틈이 도리도리를 통해 굳어진 목을 풀고, 활력 넘치는 몸과 마음을 되찾아 보자.

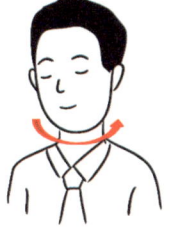 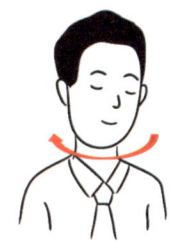

Part 4

기지개
포인트

Tapping

손끝으로 여는 몸맘 순환길

1
흘림골 등선대

 설악산 인기 단풍 코스 중 하나가 흘림골 등선대 코스이다. 등선대 정상에 서서 만 가지 모습으로 단장한 만물상을 바라보며 기지개를 켜면 신선이 되어 하늘로 날아오르는 감흥을 느낄 수 있다.

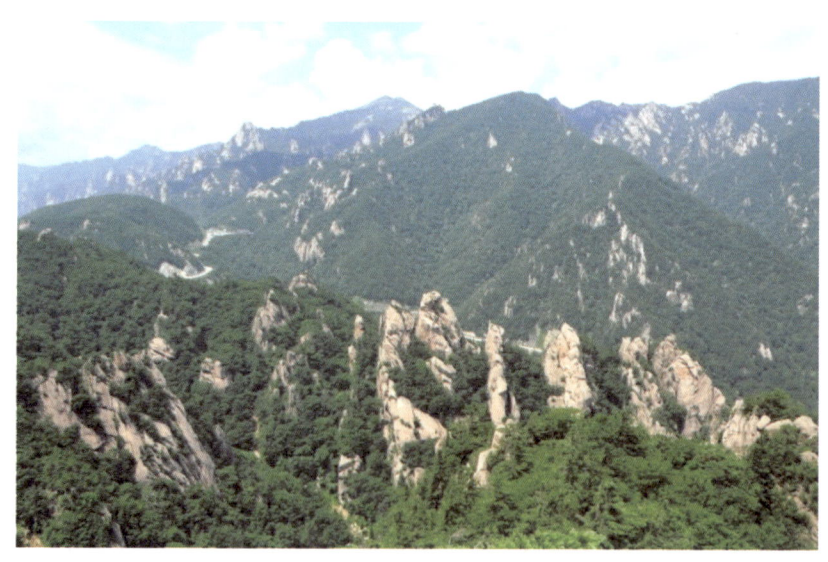

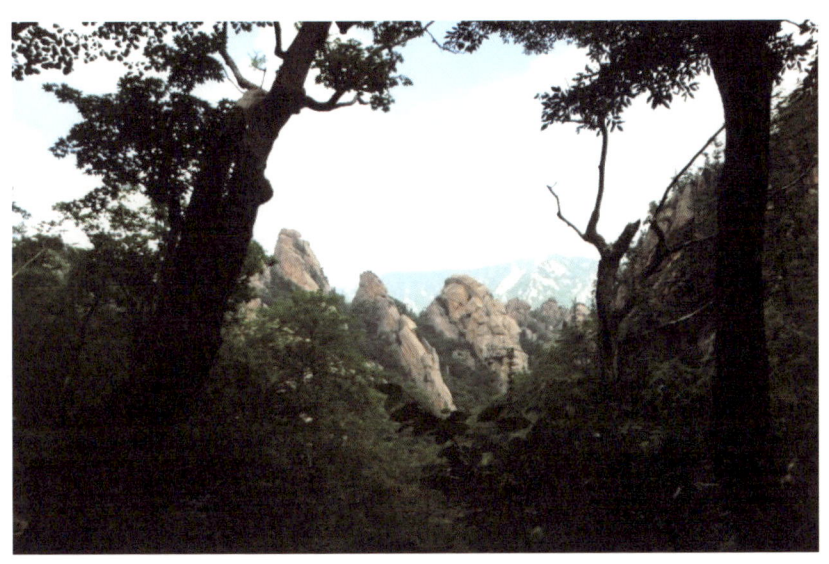

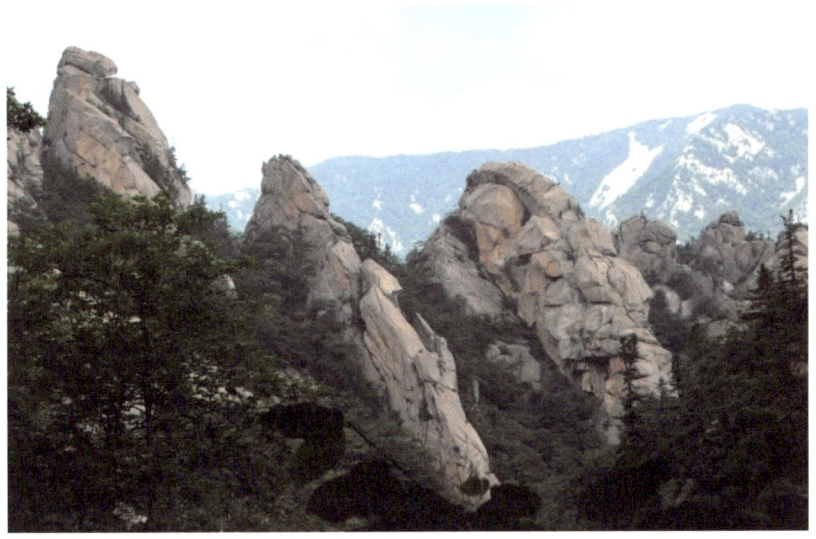

Part 4 기지개 포인트

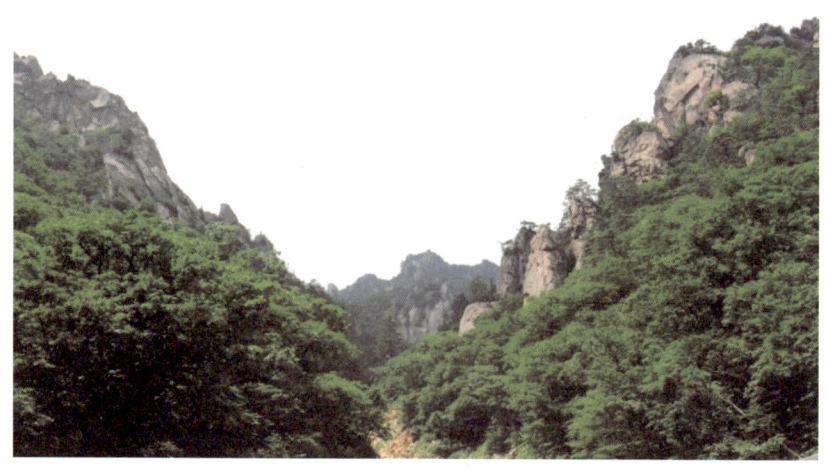

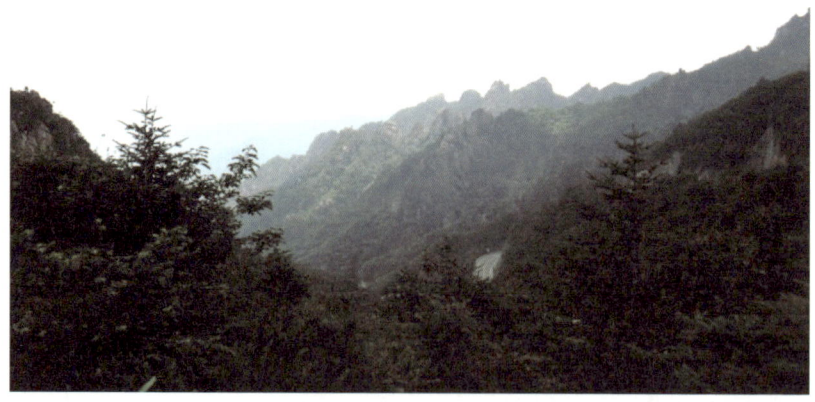

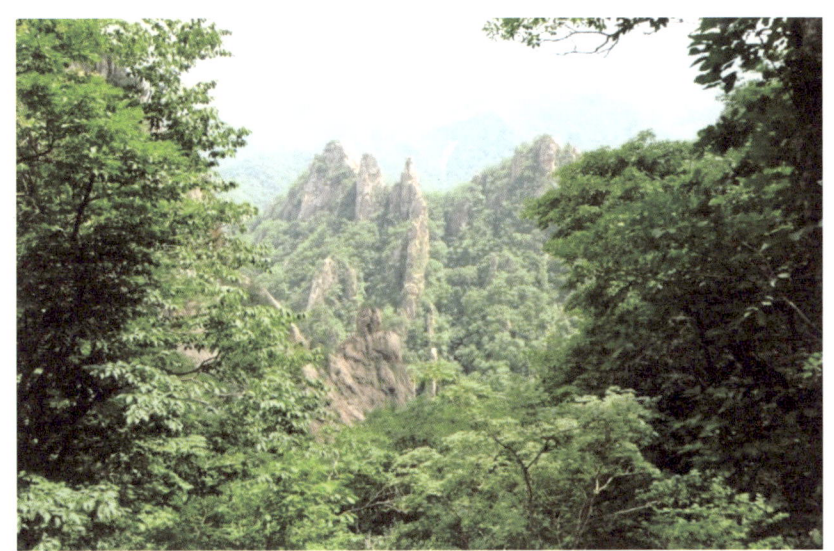

FDOK 카페, 연경흠

2
설악산 대청봉

　설악산은 신성하고 숭고한 산이라는 뜻에서 설산, 설봉산, 설화산 등 여러 이름으로 불렸고 백두대간의 중심부에 있는 산이며 최고봉은 대청봉이다.
　강수량과 강설량이 많아 천여 종의 식물과 원시림이 분포하고 사향노루, 반달곰 등 희귀동물이 서식하는 천혜의 보고이다. 1,708m의 정점에서 기지개를 켜며 강한 생명력을 느끼고 인생의 활력을 찾는다.

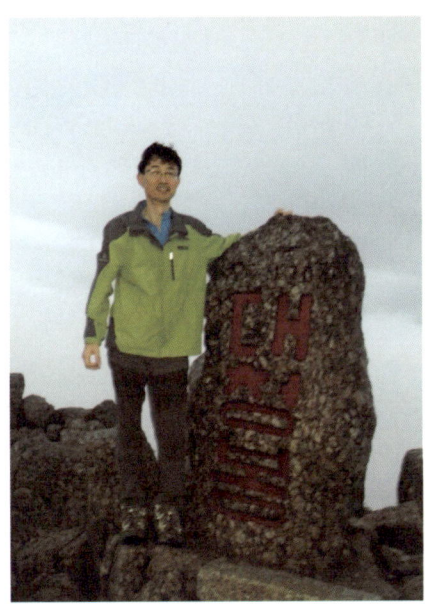

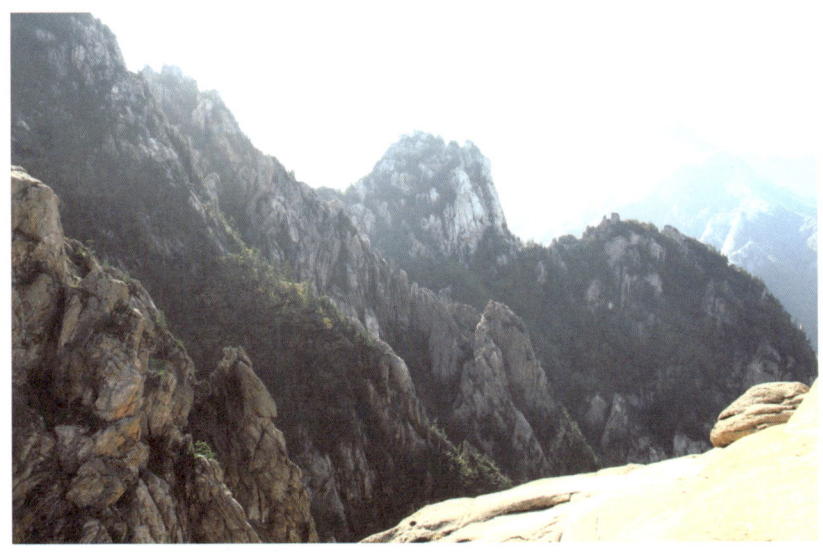

한국관광공사 이범수

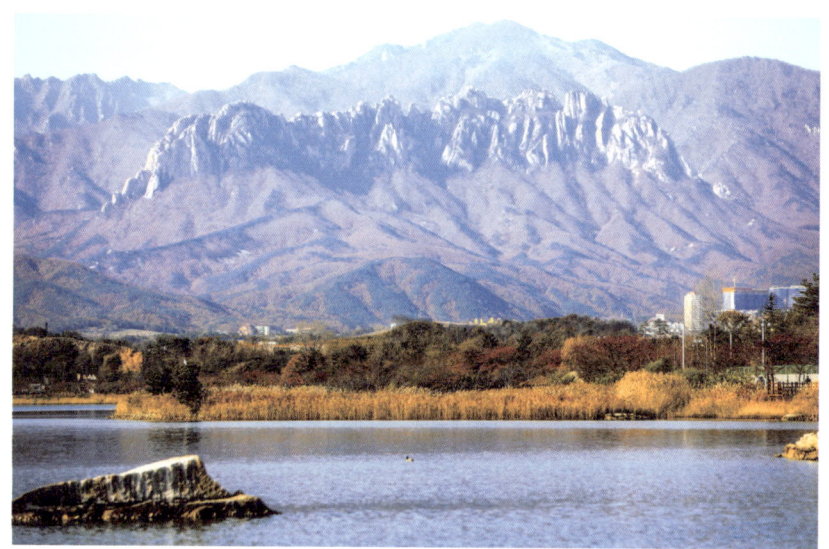

한국관광공사 강원지사 모먼트스튜디오

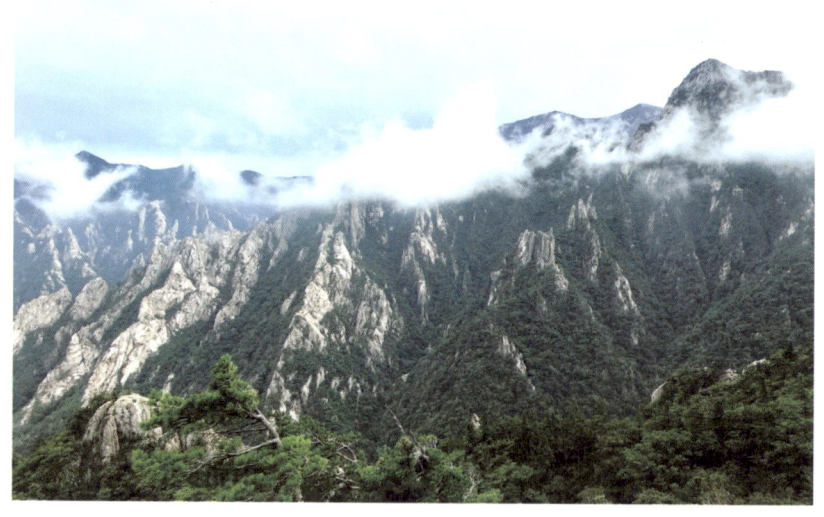

한국관광공사 김동균

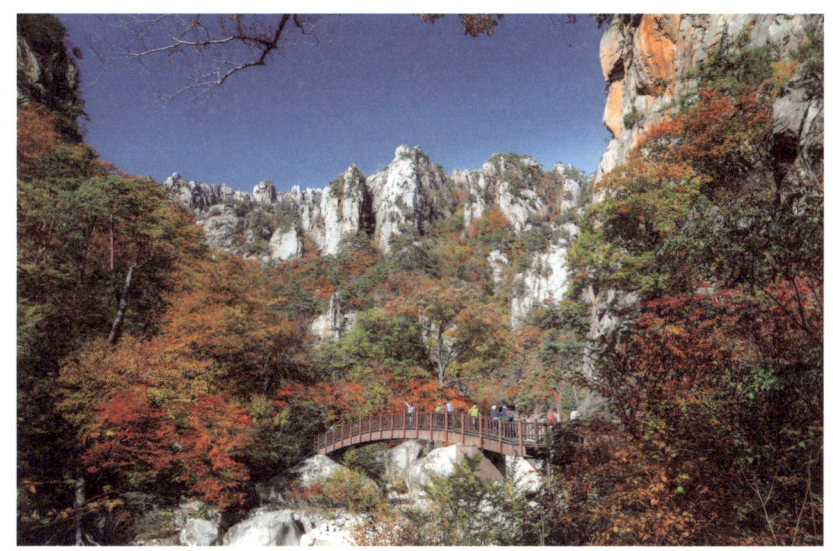

한국관광공사 강원지사 모먼트스튜디오

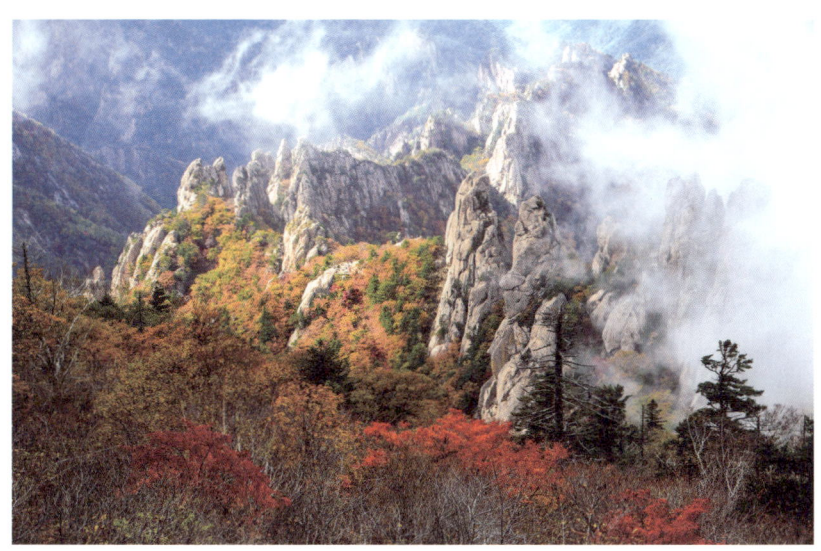

한국관광공사 김종욱

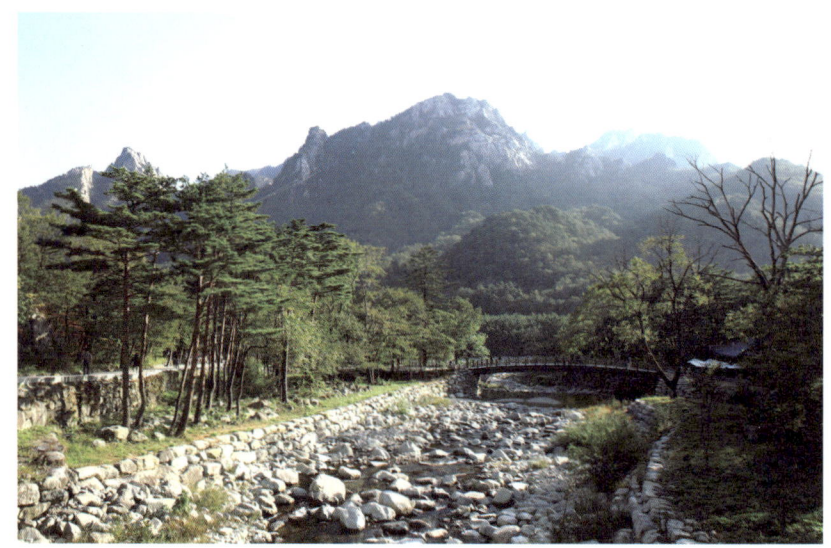

한국관광공사 이범수

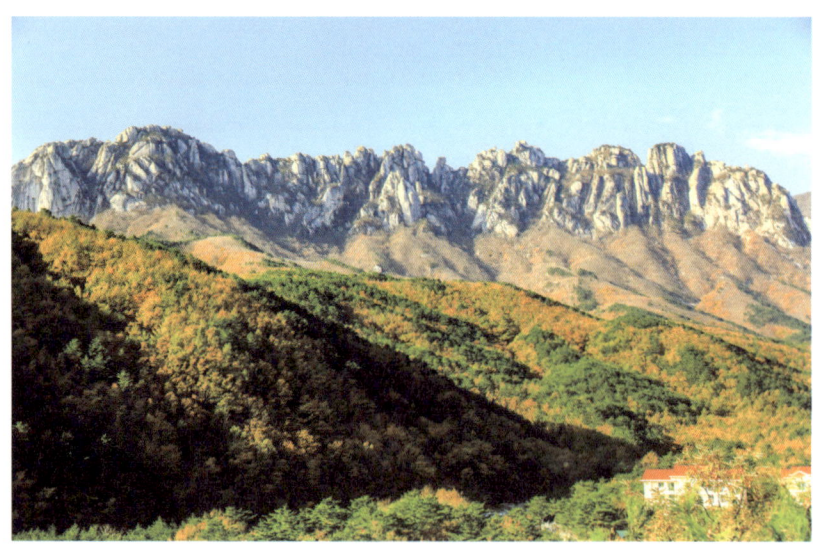

한국관광공사 강원지사 모먼트스튜디오

3
제주 산방산

생명 기원의 터 산방산에서 용머리를 바라보며 인생의 기지개를 켭니다. 산방산에서 보면 매력이 넘치고 좋은 기운을 받는다. 인생 참 아름답다.

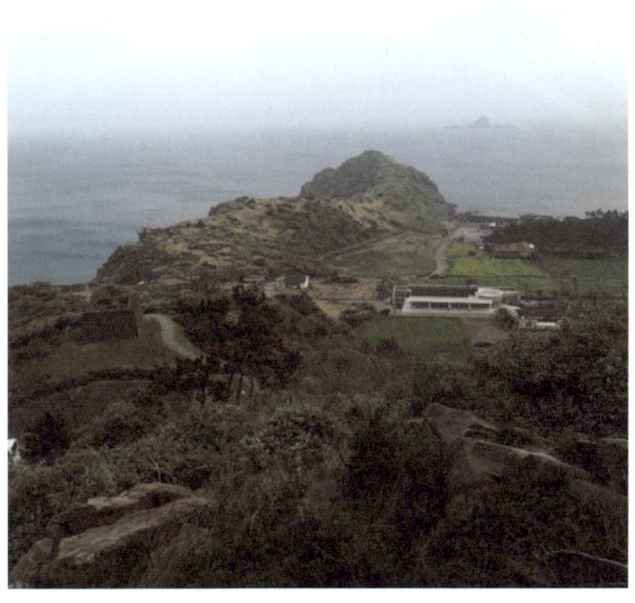

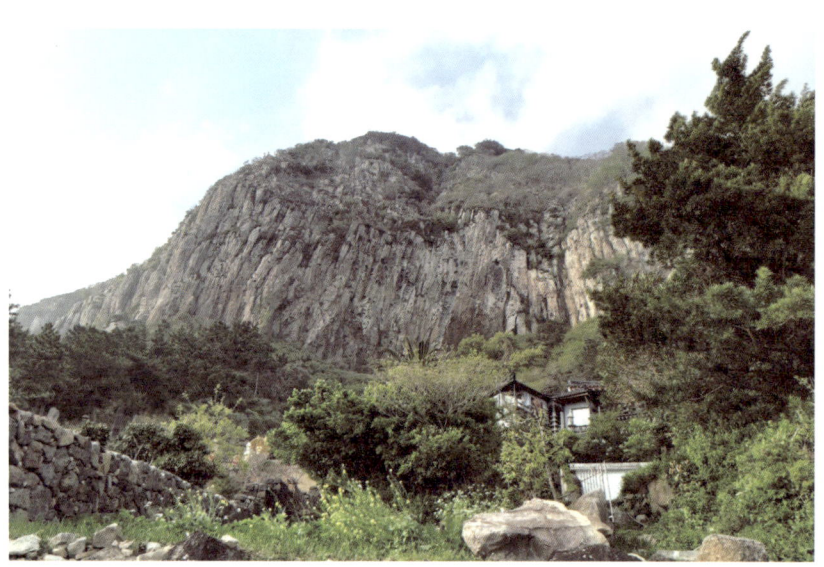

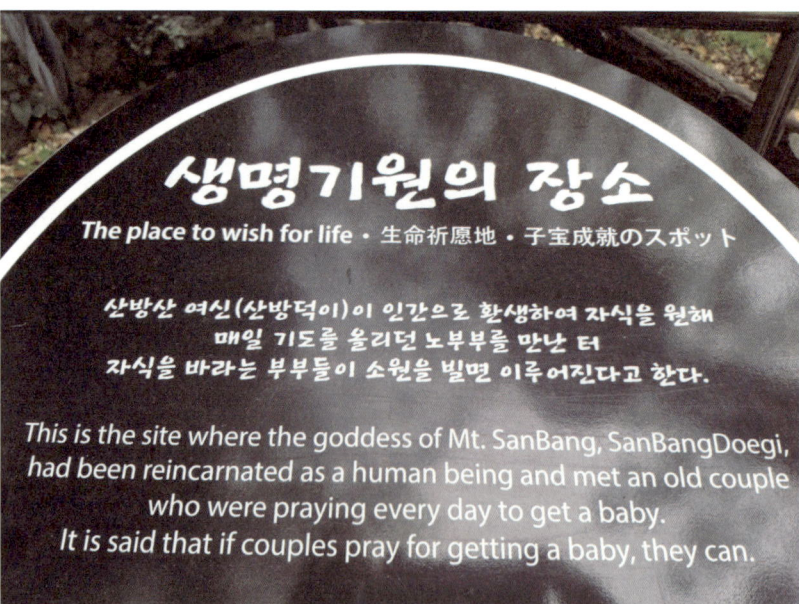

생명기원의 장소
The place to wish for life · 生命祈願地 · 子宝成就のスポット

산방산 여신(산방덕이)이 인간으로 환생하여 자식을 원해
매일 기도를 올리던 노부부를 만난 터
자식을 바라는 부부들이 소원을 빌면 이루어진다고 한다.

This is the site where the goddess of Mt. SanBang, SanBangDoegi,
had been reincarnated as a human being and met an old couple
who were praying every day to get a baby.
It is said that if couples pray for getting a baby, they can.

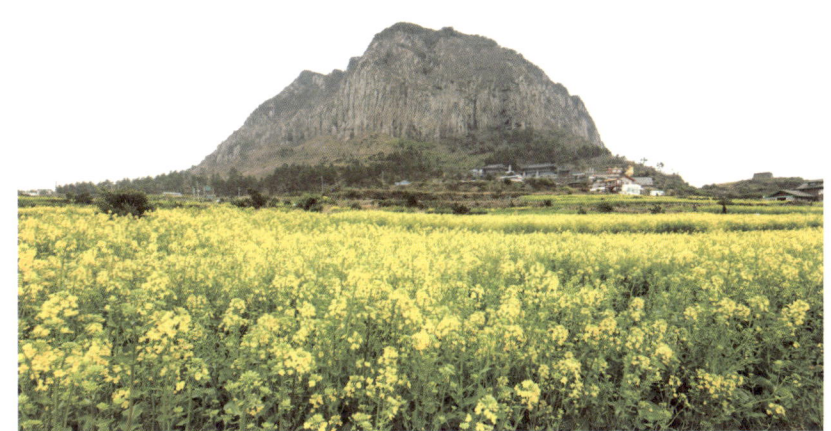

한국관광공사 김지호

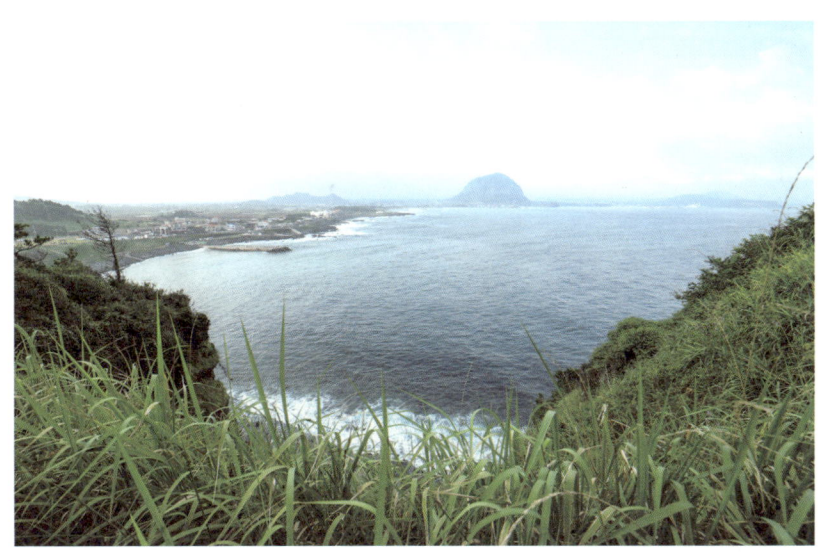

한국관광공사 김지호

4
절물자연휴양림

절물자연휴양림은 삼나무와 낙엽활엽수림대 자연림에 조성된 산책로와 바다에서 불어오는 시원한 바람으로 여름에도 시원한 숲을 걸을 수 있다. 자연 용출되는 약수를 바라보고 마시며 인생의 아름다움으로 기지개를 켭니다. 아름답다.

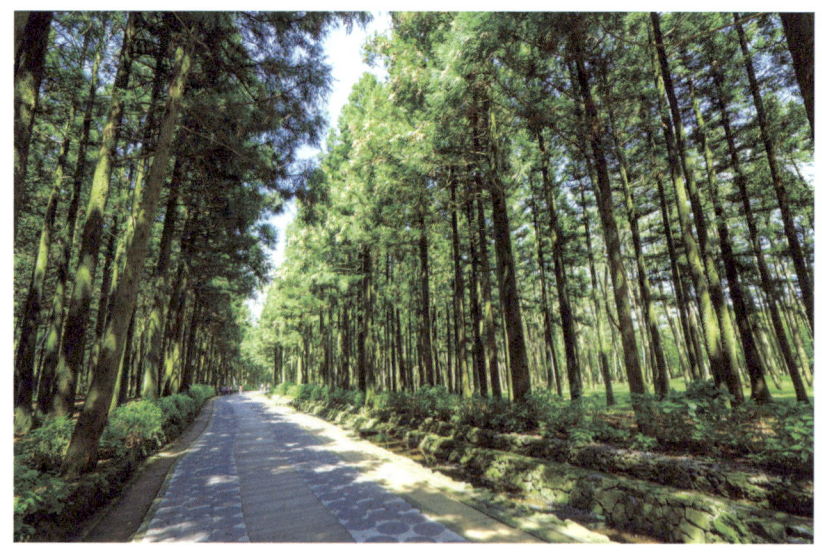

한국관광공사 김지호

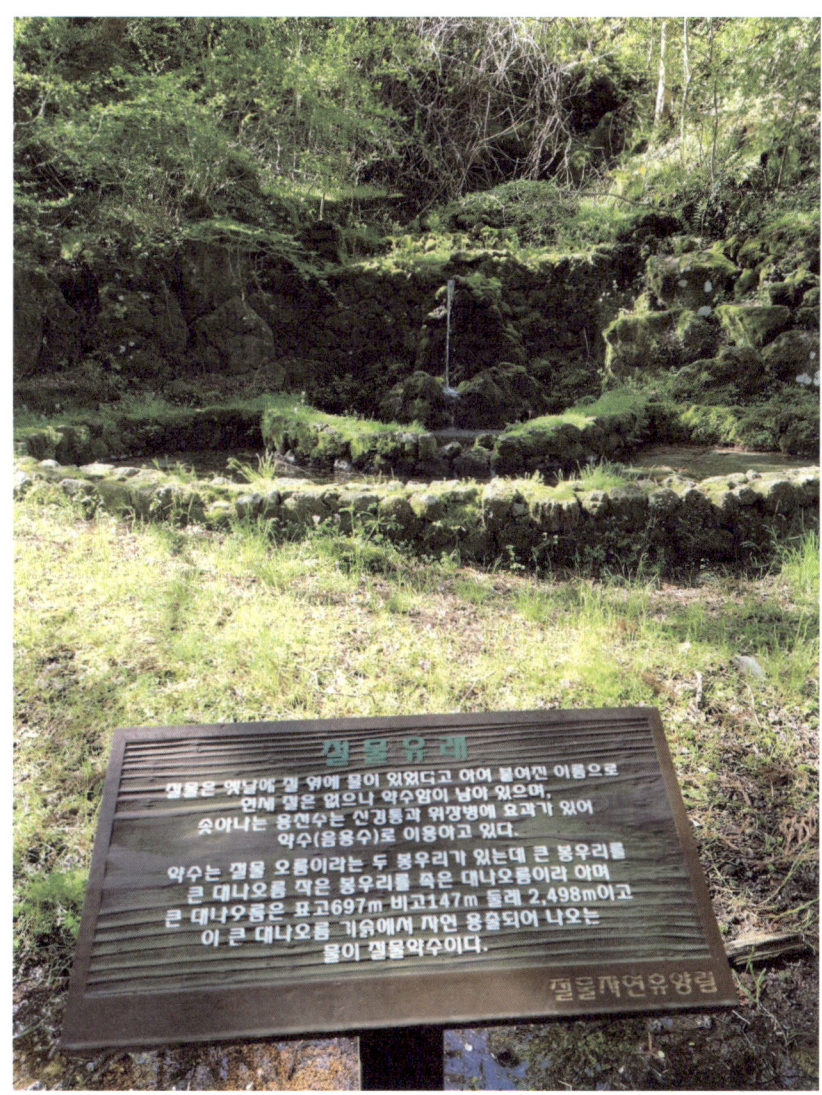

서LEE 밴드

Part 4 기지개 포인트

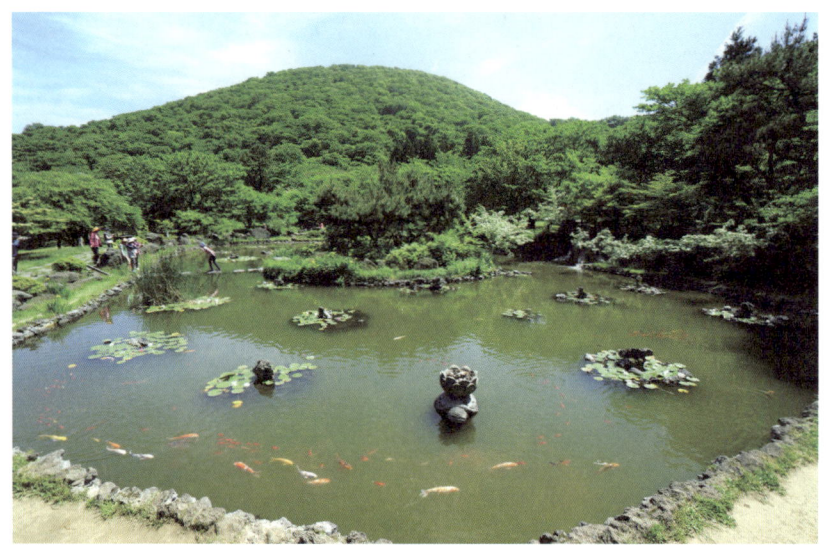
한국관광공사 김지호

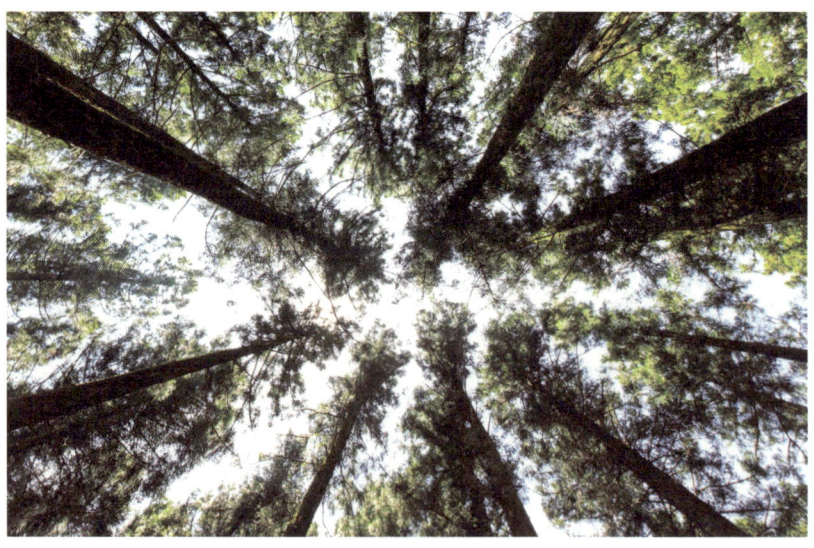
한국관광공사 김지호

5 북한산

북한산은 조선 후기에 한강 이북에 있다고 하여 붙여진 이름이다. 백두산, 지리산, 금강산, 묘향산과 함께 대한민국 오악(五嶽)에 포함되는 명산이다. 북한산은 서울에 근접하고 자연경관이 뛰어나 도봉산 일대와 함께 북한산국립공원으로 지정되었다. 온조와 무학대사가 살 만한 곳을 찾기 위해 올랐다는 백운대에 올라 기지개를 켜면 새로운 세상이 열리고 풍요의 길을 발견하게 될 것이다.

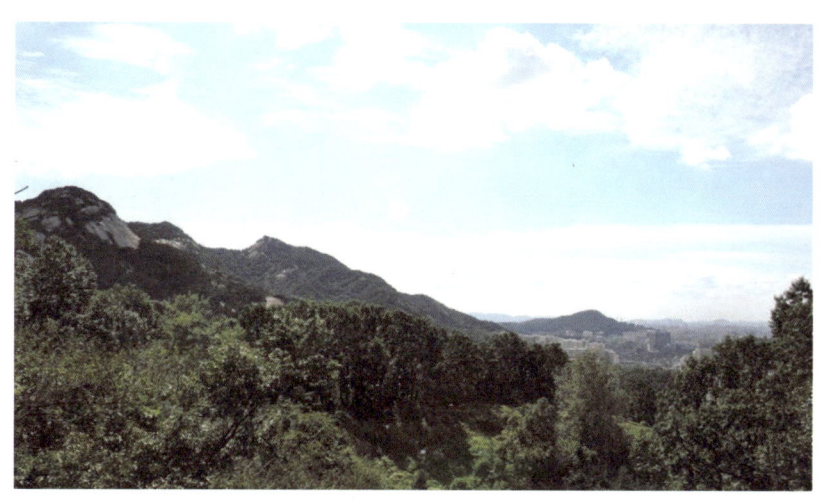

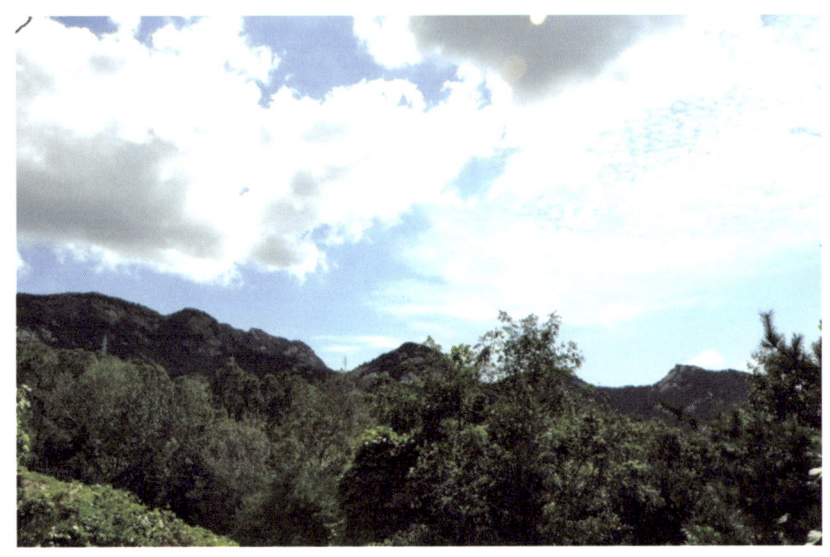

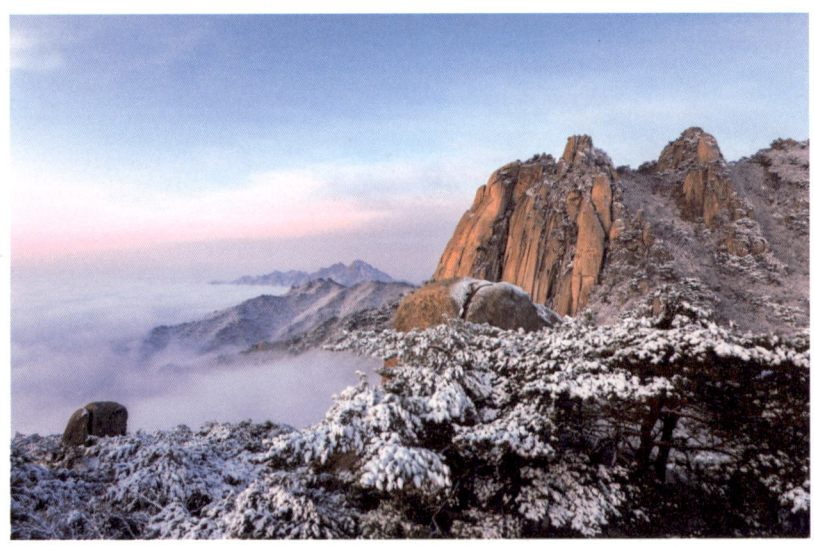

한국관광공사 임홍철

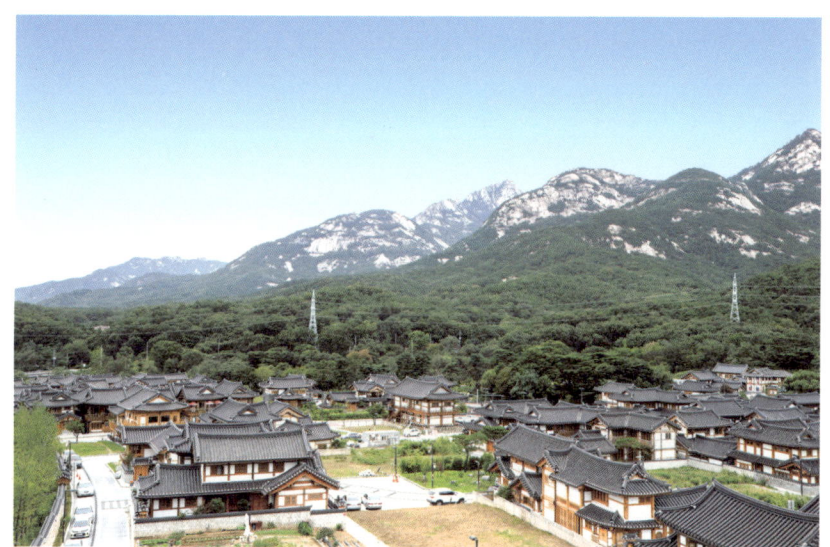

한국관광공사 이범수

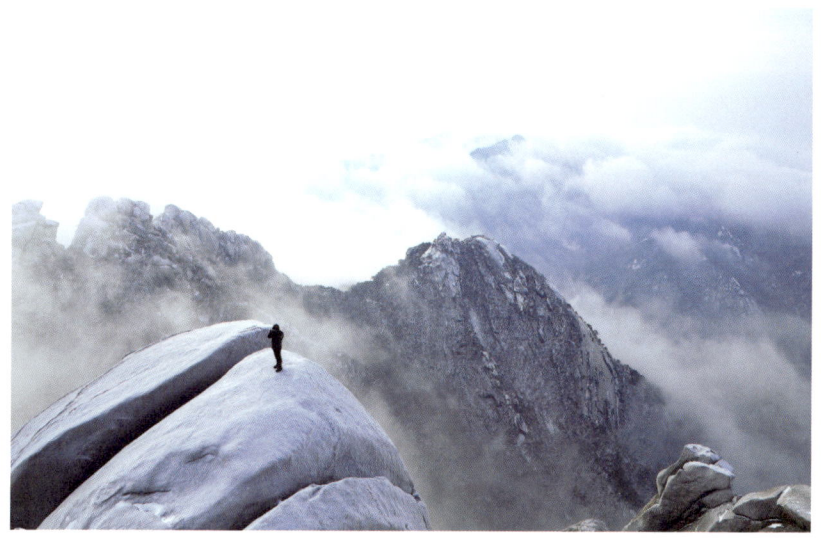

한국관광공사 남기문

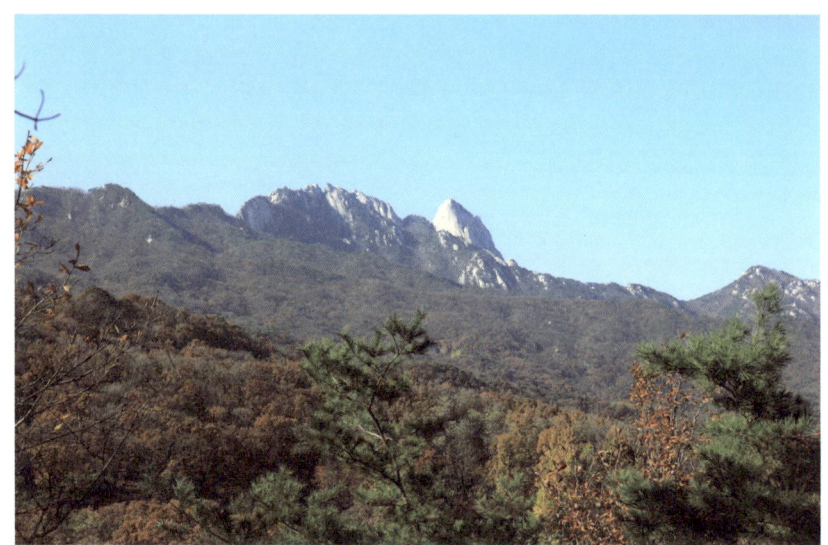

한국관광공사 김지호

6 관악산

 관악산은 빼어난 수십 개의 봉우리와 바위들이 많고, 오래된 나무와 온갖 풀이 바위와 어우러져 철 따라 변하는 모습이 마치 금강산과 같다 하여 '소금강' 또는 서쪽에 있는 금강산이라 하여 '서금강(西金剛)'이라고도 하였다. 관악산 정상에서 기지개 켜며 기우제 지내듯 꿈의 달성을 소망해 본다.

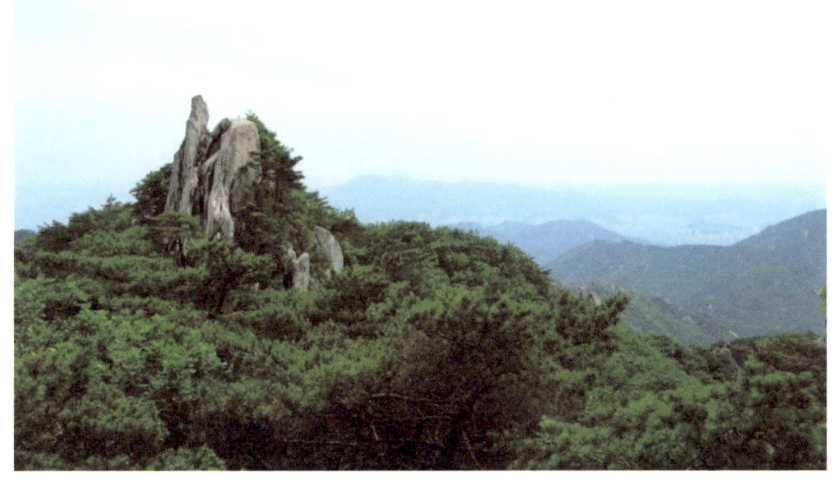

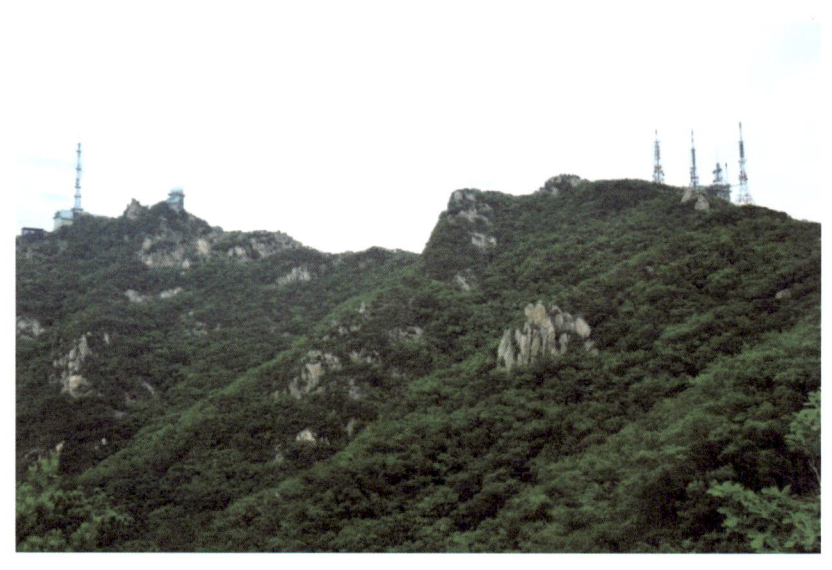

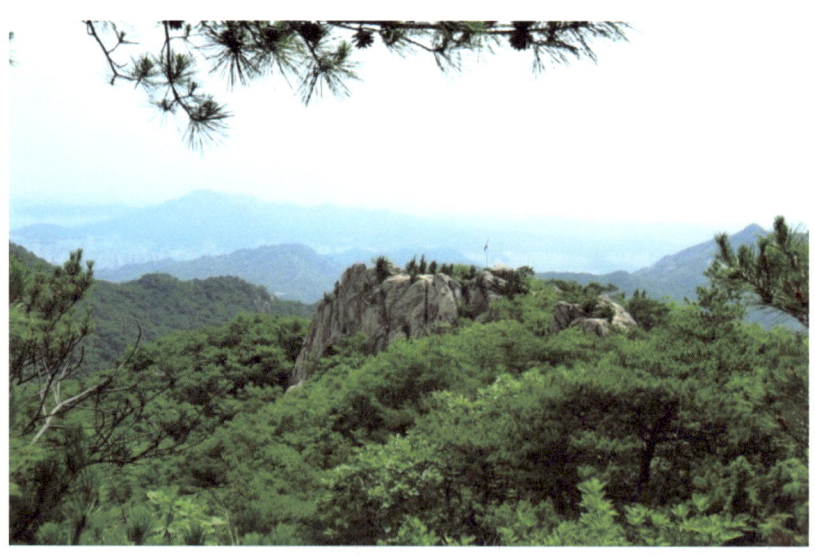

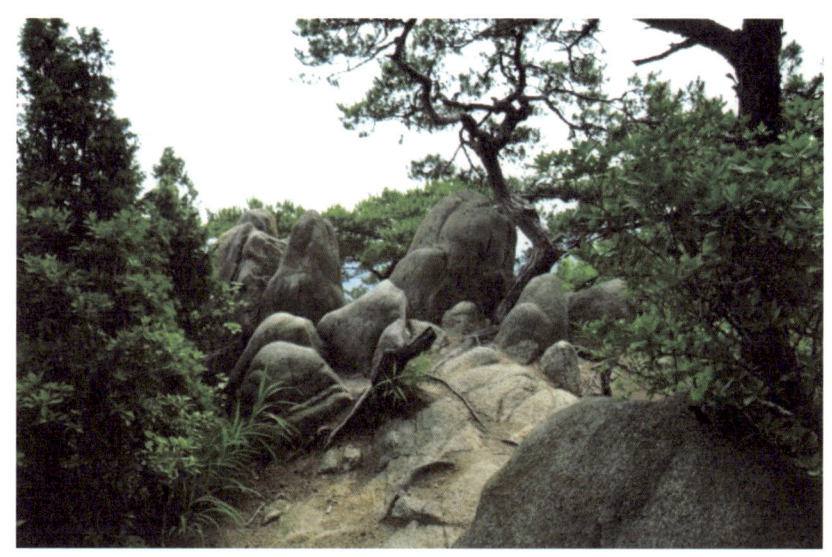

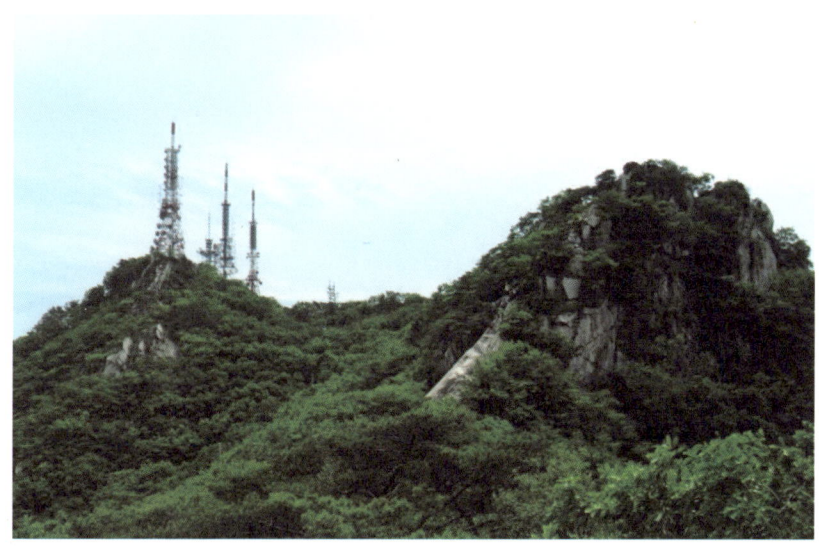

Part 4 기지개 포인트

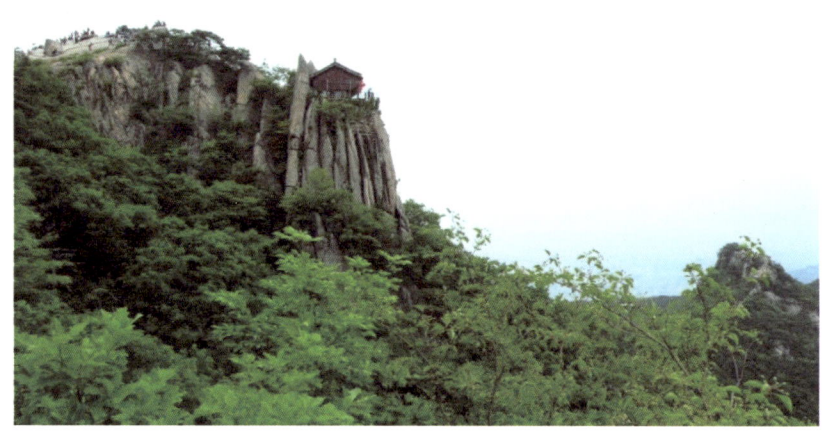

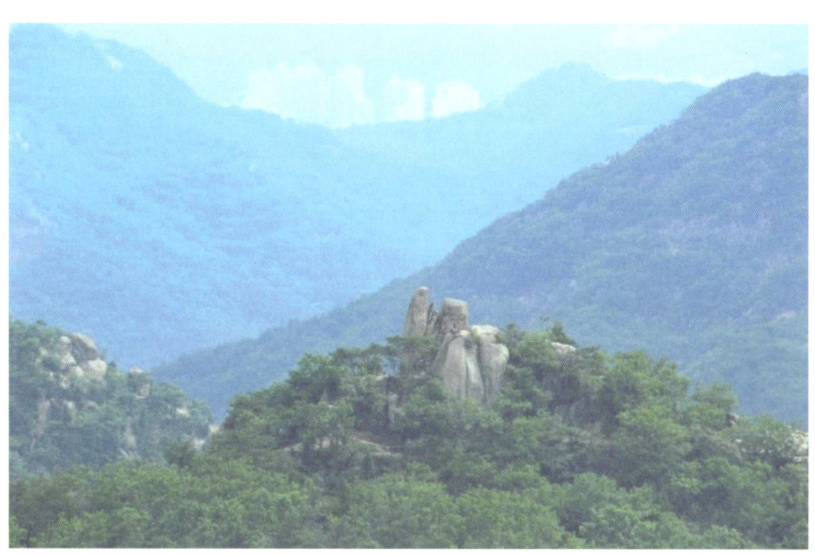

사진: FDOK 카페, 연경흠

7

명성산 억새꽃

　명성산은 산정호수를 품고 있어 사시사철 여행자들이 찾지만 억새꽃 축제가 있는 가을 단풍 시절에 가장 많은 사람들이 찾는 곳이며 억새꽃이 만개한 정상까지 넓게 형성된 등산길을 따라 어렵지 않게 오를 수 있다.

　억새꽃 정상에 있는 팔각정에서 삼각봉을 거쳐 명성산 정상까지는 등산 애호가들이 가는 코스다. 일반인들이 많이 찾는 비선폭포와 등룡폭포를 거쳐 억새꽃 정상으로 가는 코스가 주 코스다.

　명성산에서 억새꽃과 가을 단풍을 같이 감상하면 절로 기지개가 펴지며 힐링이 된다.

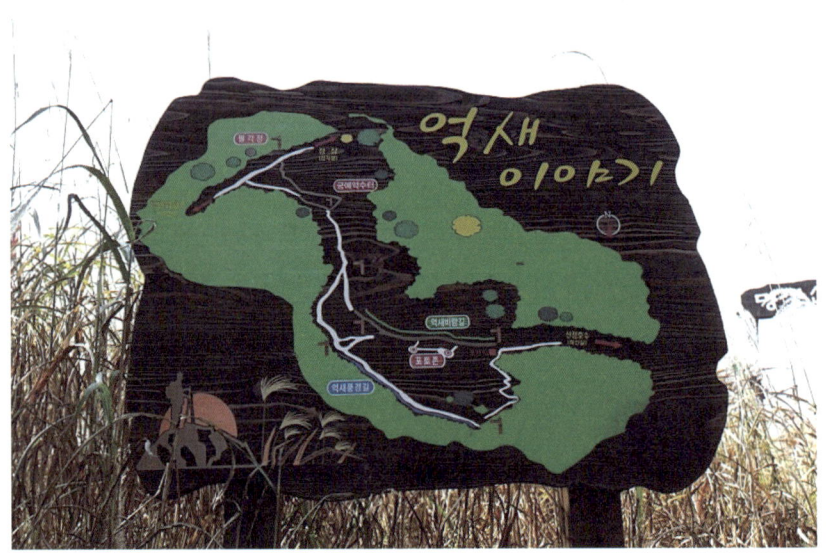

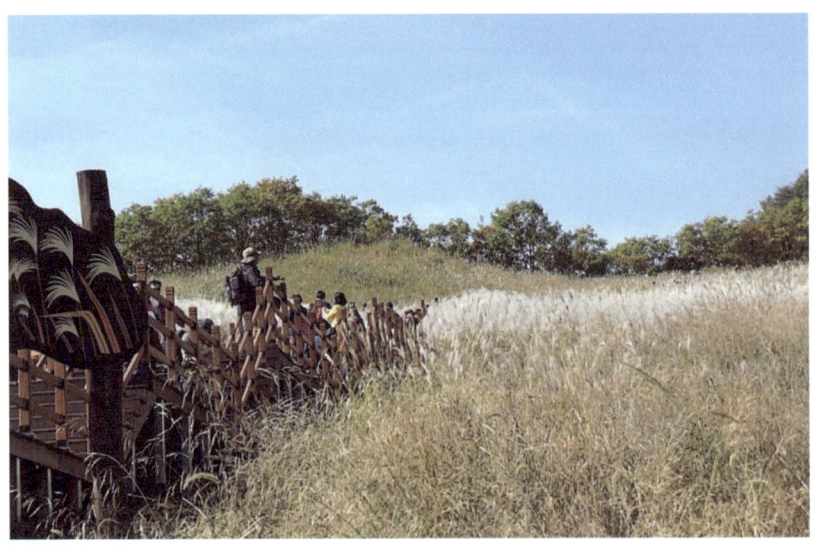

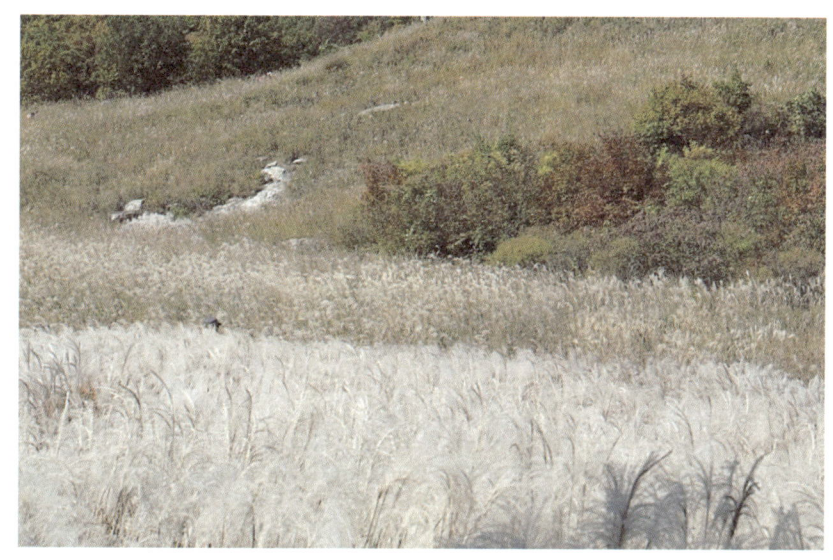

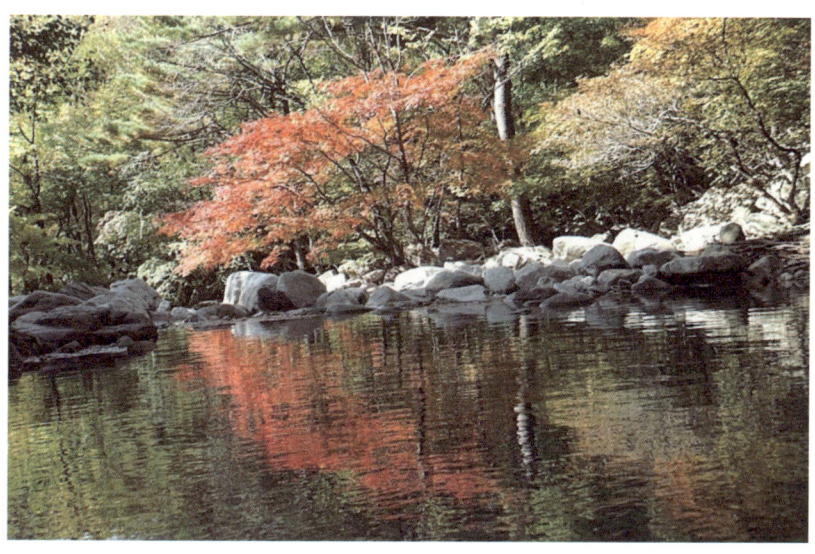

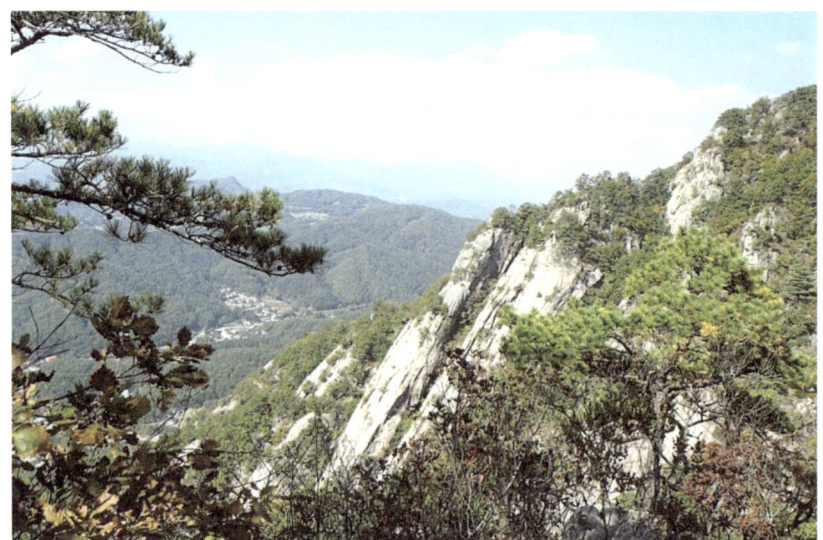

사진: 서LEE 밴드

8

두물머리

　남한강과 북한강이 만나는 두물머리는 한자로는 양수리(兩水理)라고 하며 양수리에서도 나루터를 중심으로 한 장소를 의미한다. 이른 아침에 피어나는 물안개와 강가에 늘어진 많은 수양버들 등 강가 마을 특유의 아름다움으로 사진 동호인들에게 최고로 인기 있는 장소이기도 하다. 또 드라마에 자주 나오는 느티나무는 수령이 400년이 넘었다. 특히 아름다운 일몰을 바라보며 기지개를 켜면 인생의 아름다움을 마음에 담을 수 있는 곳이다.

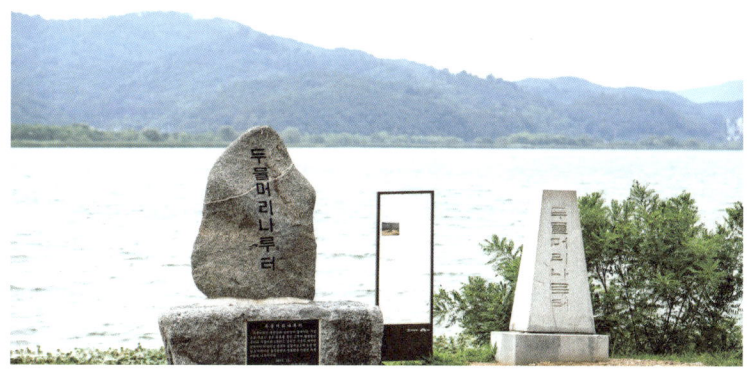

한국관광공사 이범수

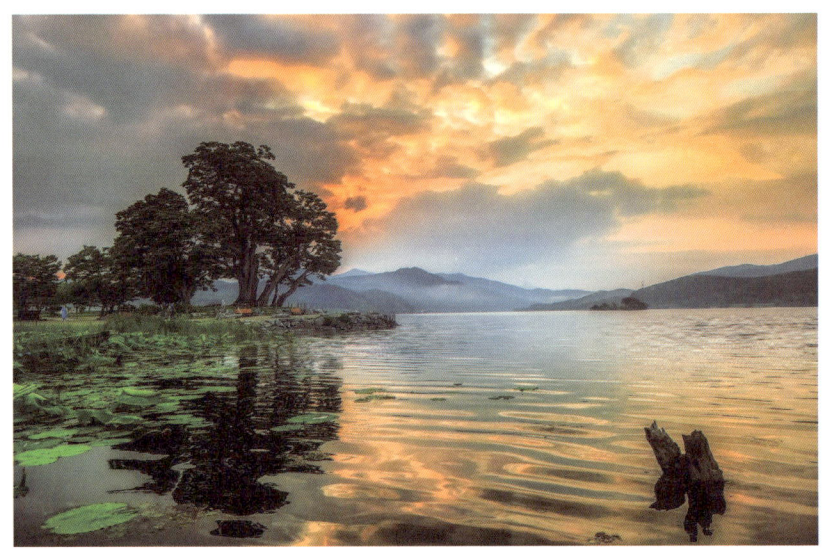

한국관광공사 SASWINANTO CHARLES ANDREW

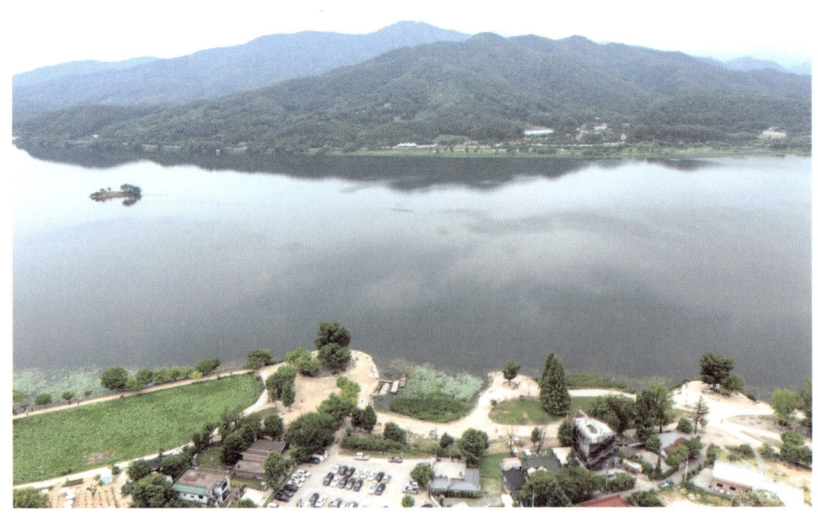

한국관광공사 이범수

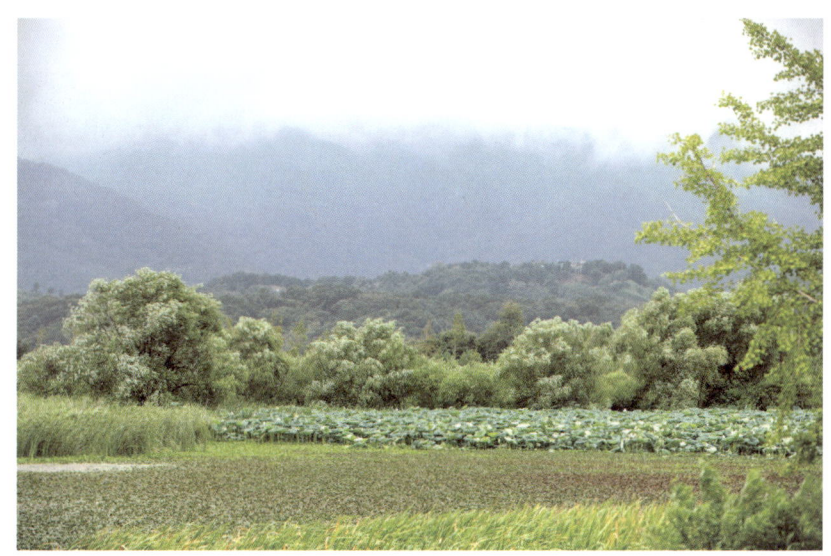

한국관광공사 이범수

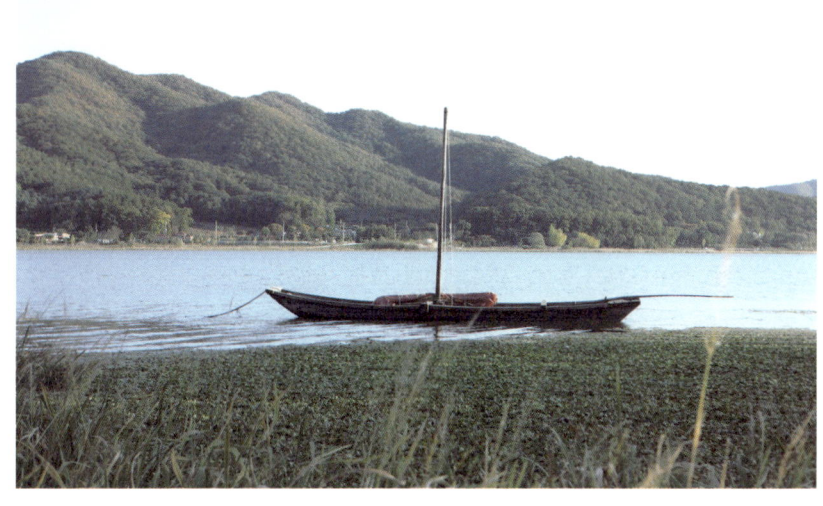

한국관광공사 김지호

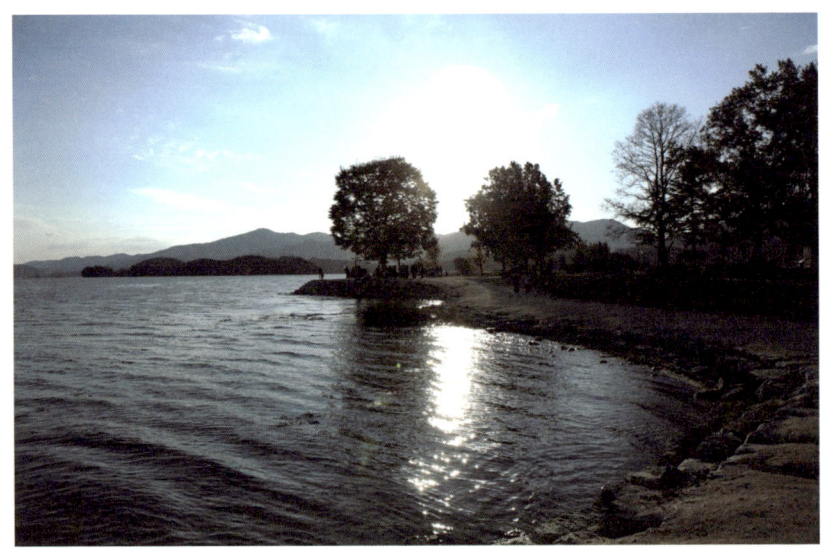

한국관광공사 김지호

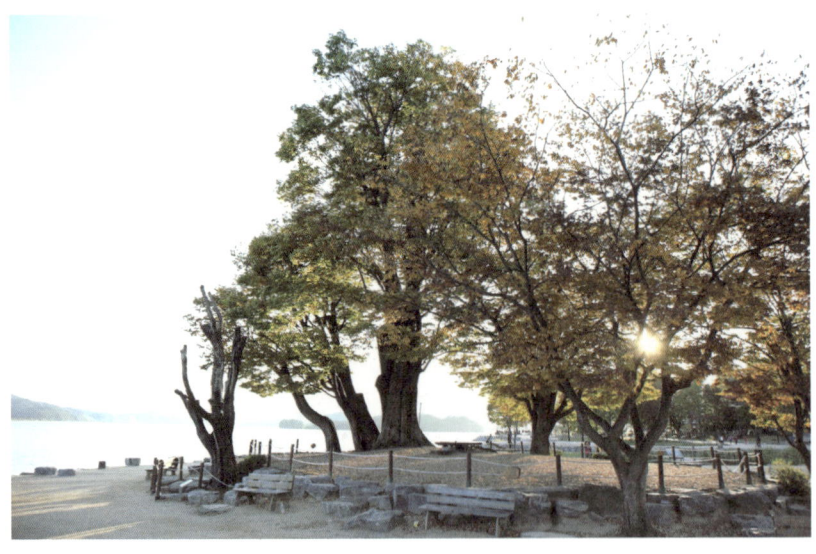

한국관광공사 김지호

9 대청호 명상 정원

나른한 오후
벚꽃 드라이브로 유명하며
대전과 청주에 식수 및 생활용수를 공급하는
대청호와 명상 정원의 아름다운 이미지를 생각하며
기지개를 켜면 활력이 생기고
아름다움에 취해 볼 수 있다.
아름답다.

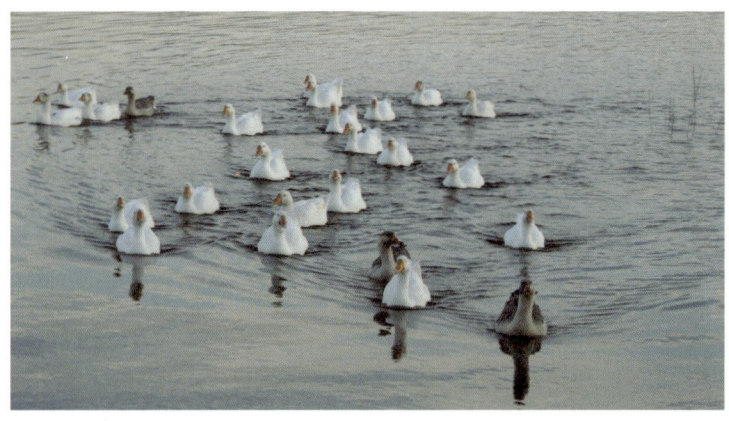

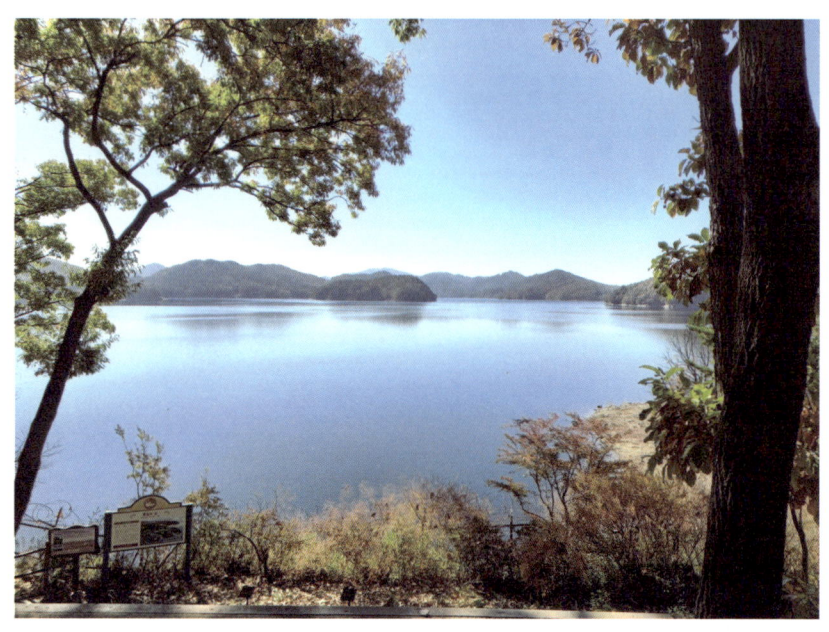

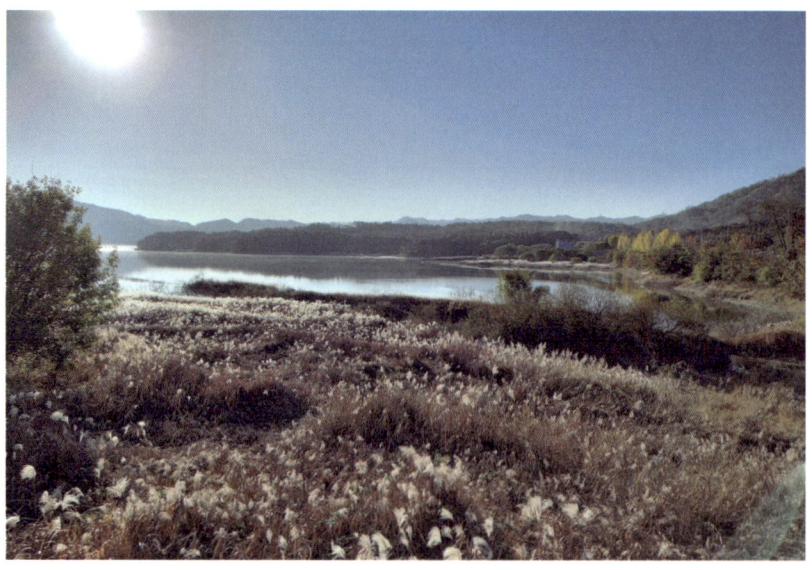

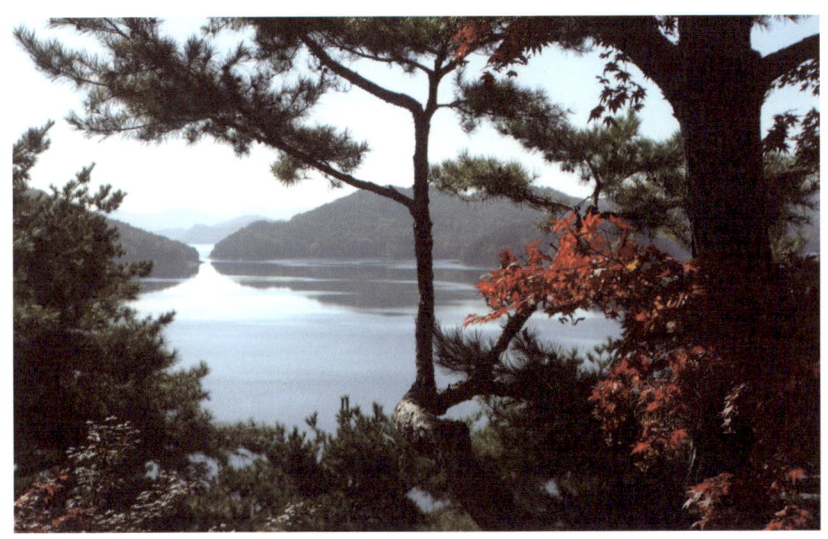

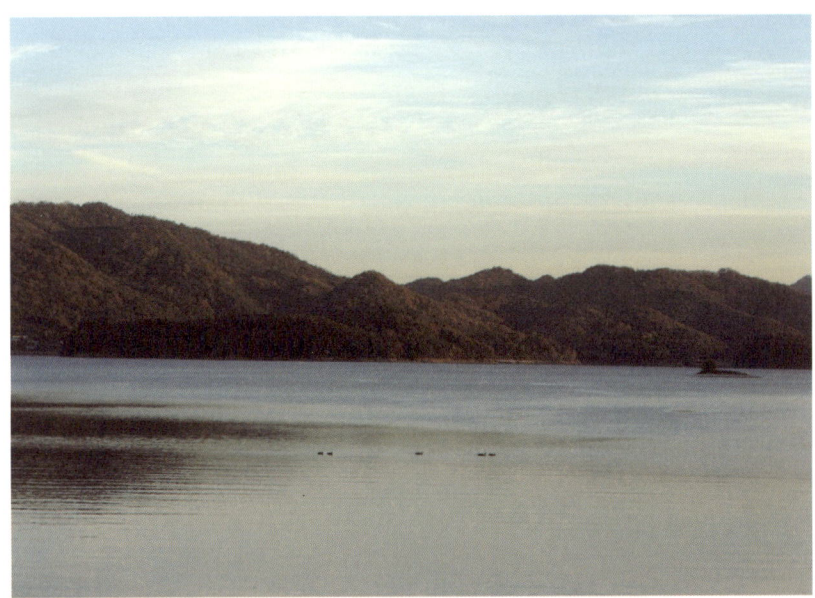

서LEE 밴드

10

강화 고려안

고구려의 연개소문이 태어났다는 전설이 전해지는 곳이다. 고구려 장수왕 시절 천축조사가 이 산에 올라 다섯 색상의 연꽃이 피어 있는 오련지를 발견하고, 이 연꽃들을 날려 이들이 떨어진 곳에 적련사(적석사)와 백련사, 청련사, 황련사, 흑련사를 각각 세웠다고 한다.

봄에 유명한 진달래꽃 동산을 바라보며 기지개를 켜면 인생의 아름다운 기운으로 활력을 얻을 수 있다.

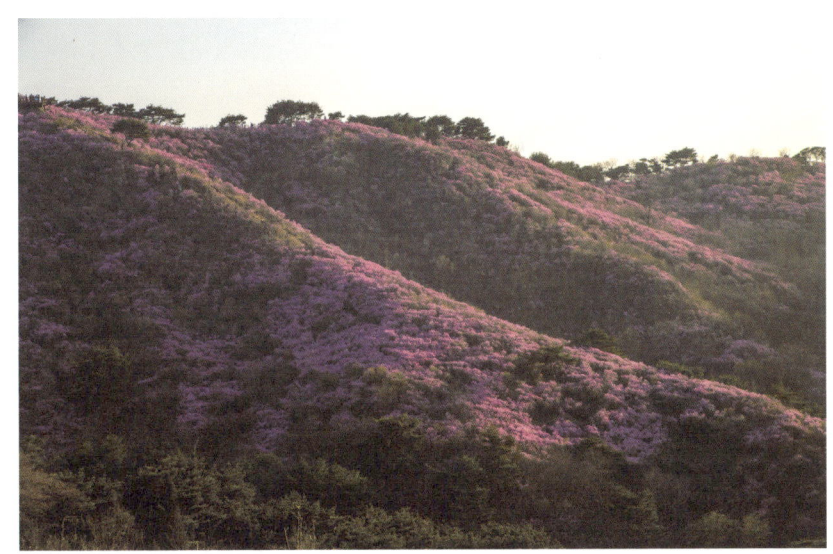

한국관광공사 김지호

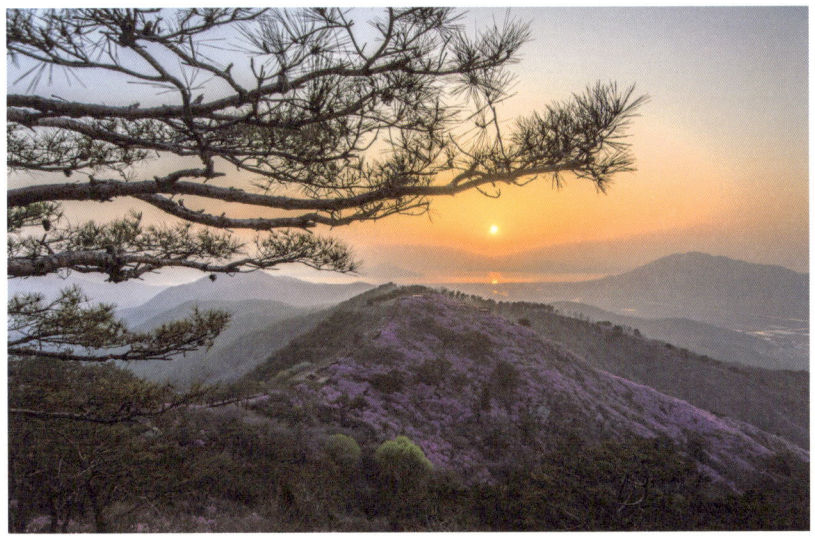

한국관광공사 라이브스튜디오

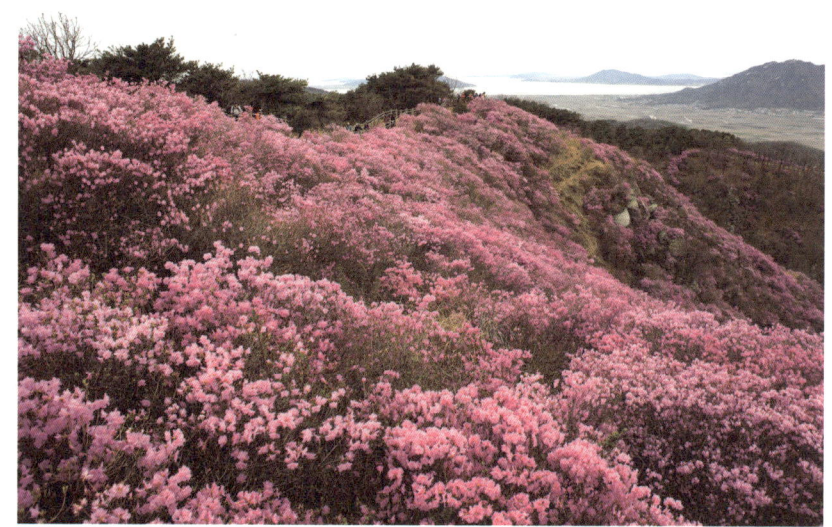

한국관광공사 김지호

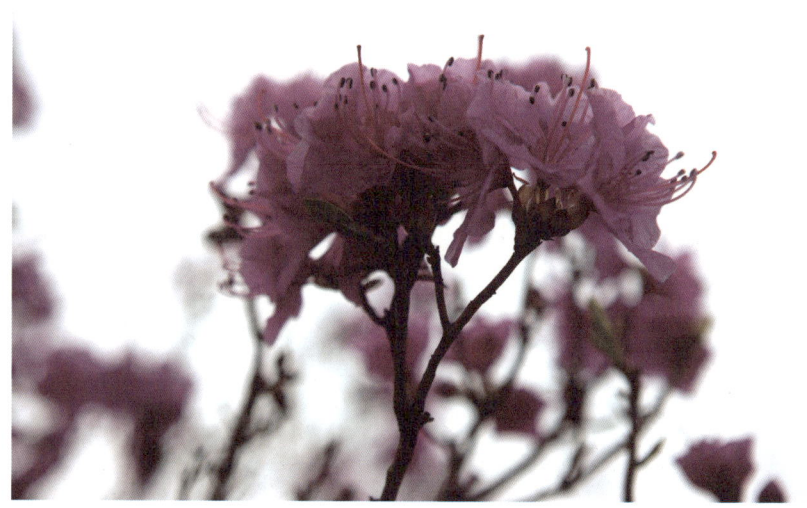

한국관광공사 김지호

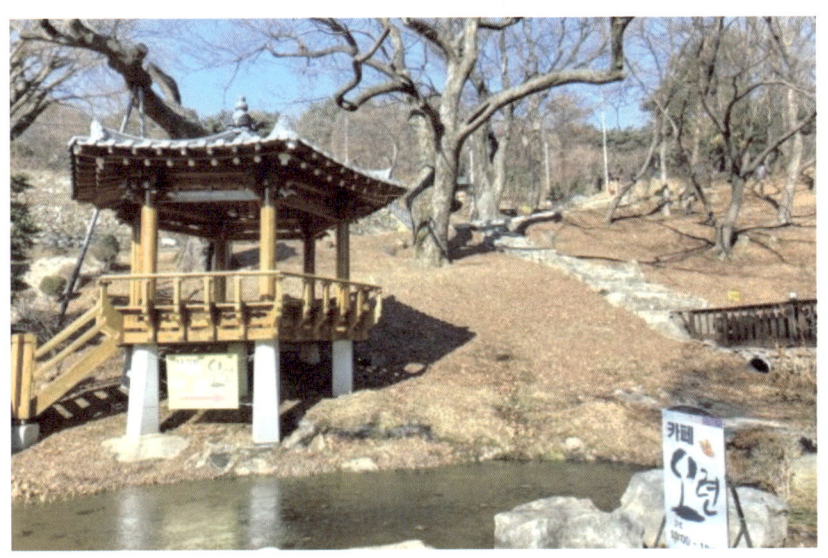

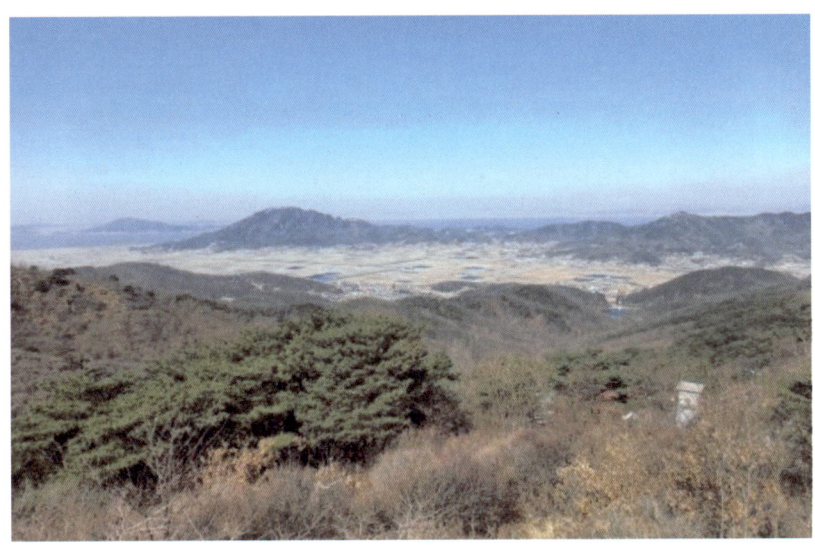

서LEE 밴드

11

문경새재

 백두대간의 조령산 마루를 넘는 이 재는 예로부터 한강과 낙동강 유역을 잇는 영남대로 상의 가장 높고 험한 고개로 사회 문화 경제의 유통과 국방상의 요충지였다. 새재(鳥嶺)는 「새도 날아서 넘기 힘든 고개」라는 의미가 있다. 낙동강 발원지가 있으며 과거를 보기 위해 반드시 넘어야 할 큰 고개였다. 낙동강 발원지에서 기지개를 켜며 큰 뜻을 품어 본다.

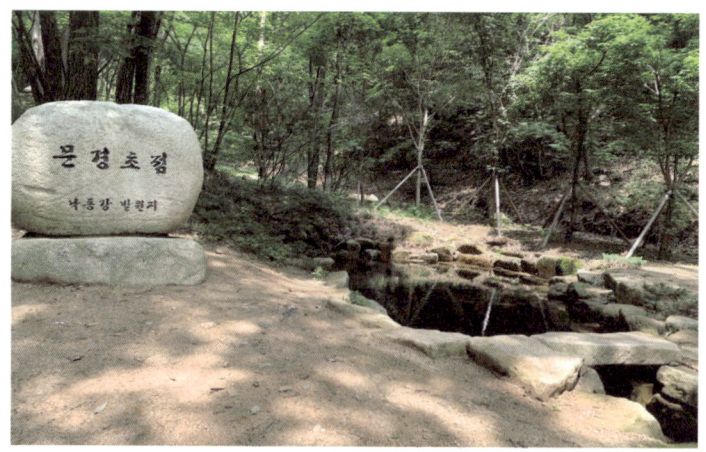

서LEE 밴드

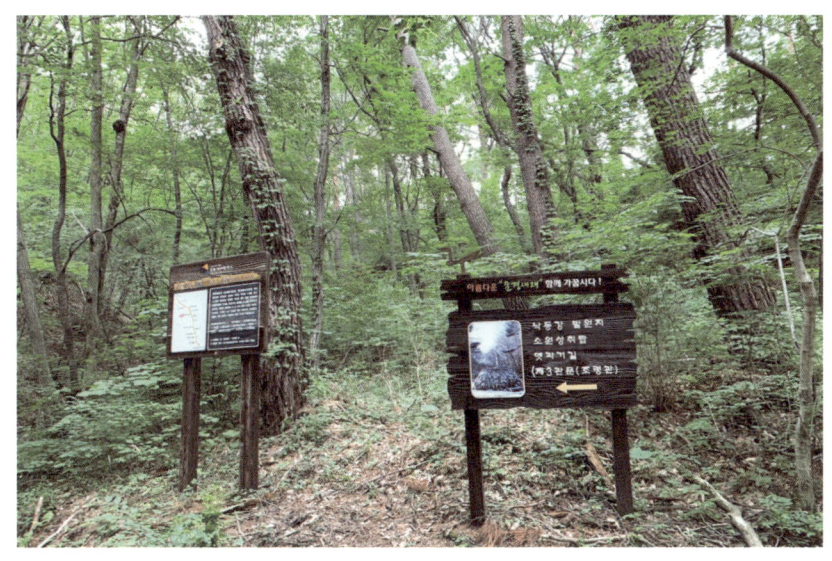

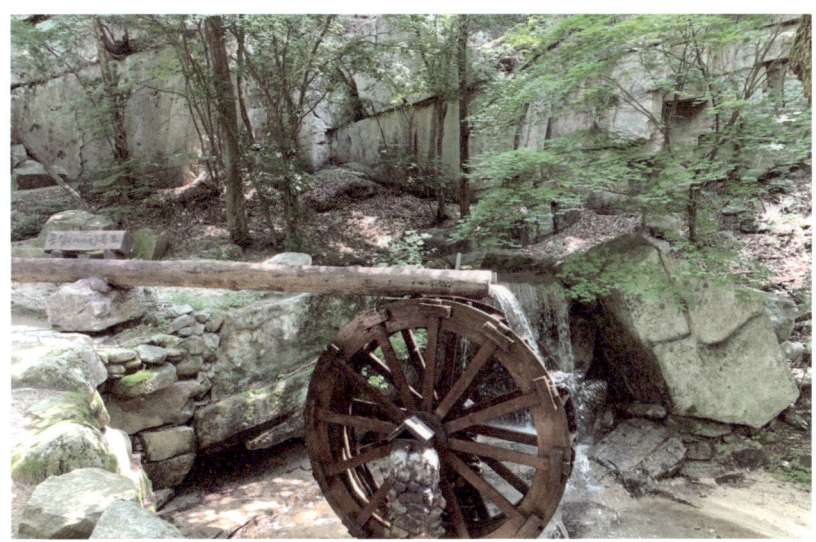

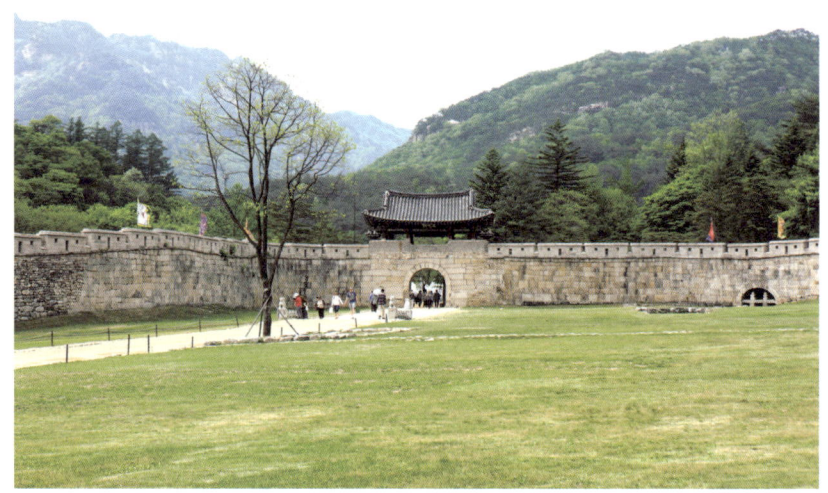

한국관광공사 김지호

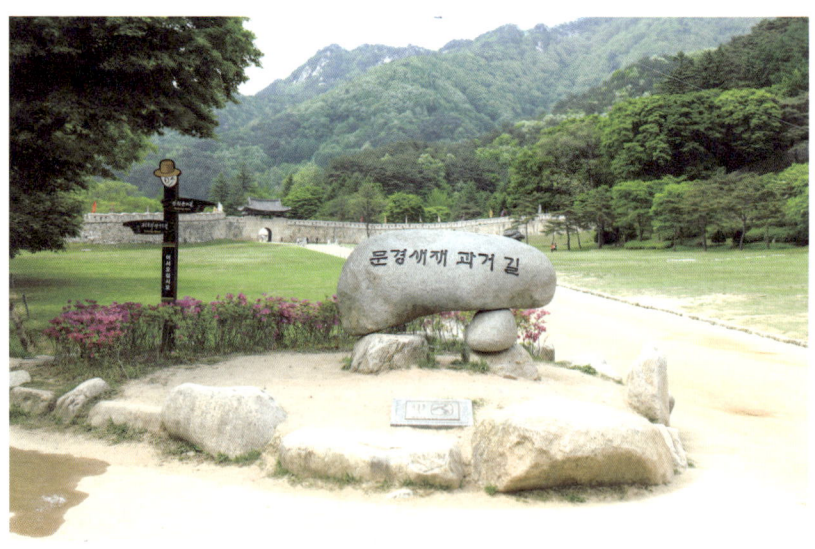

한국관광공사 김지호

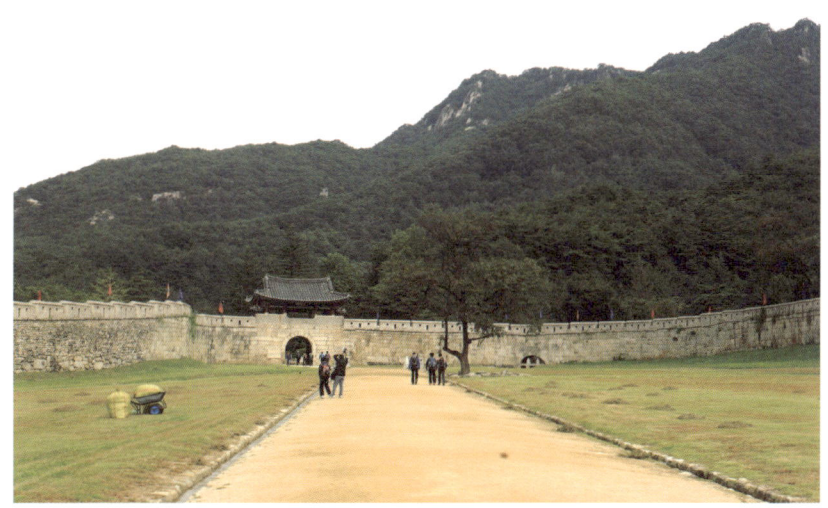

한국관광공사 김지호

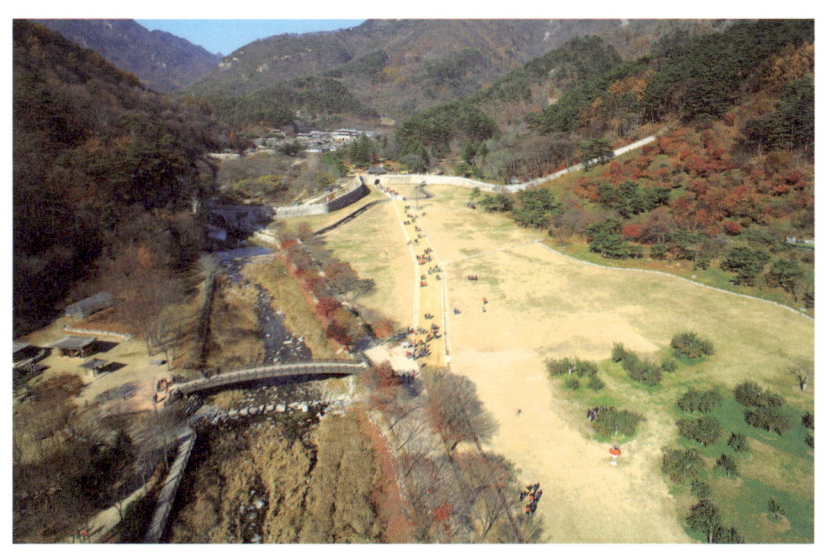

한국관광공사 엠엠피 김진규

Part 4 기지개 포인트

치악산 비로봉

　치악산은 주봉인 비로봉(1,288m)을 중심으로 남쪽 남대봉과 북쪽의 매화산 등 1,000m가 넘는 고봉들 사이에 가파른 계곡들이 자리해 예로부터 산세가 뛰어나고 험난하기로 이름이 높다. 과거에는 단풍이 아름다워 적악산이라고 불리기도 하였다. 비로봉에서 활짝 기지개를 켜면 준봉들의 기를 받아 큰 에너지를 받게 된다.

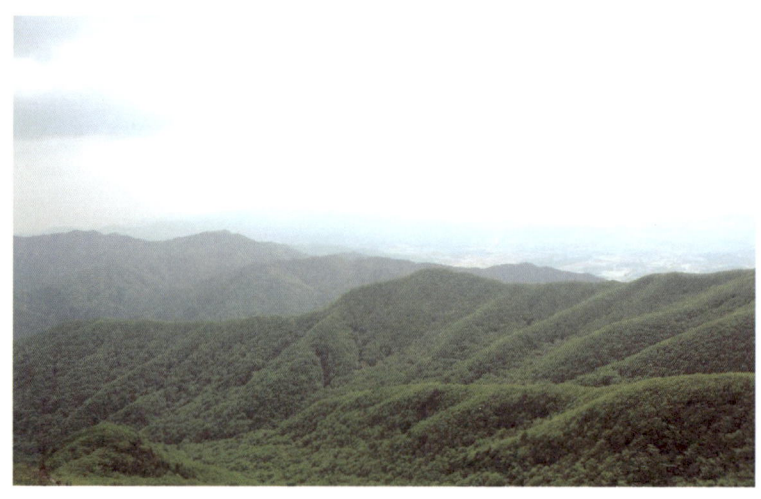

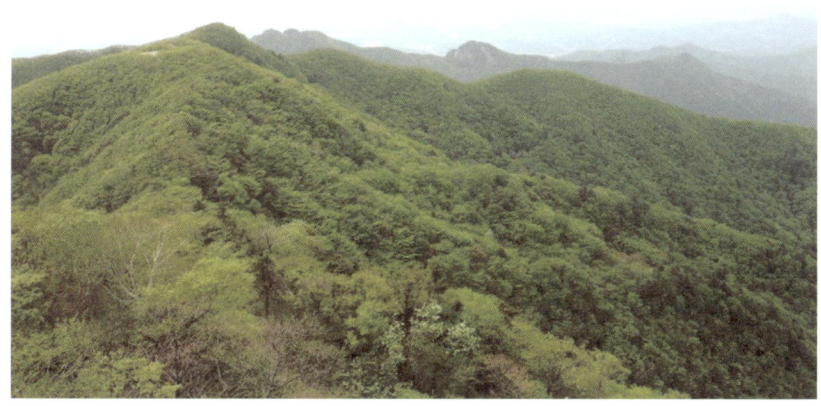

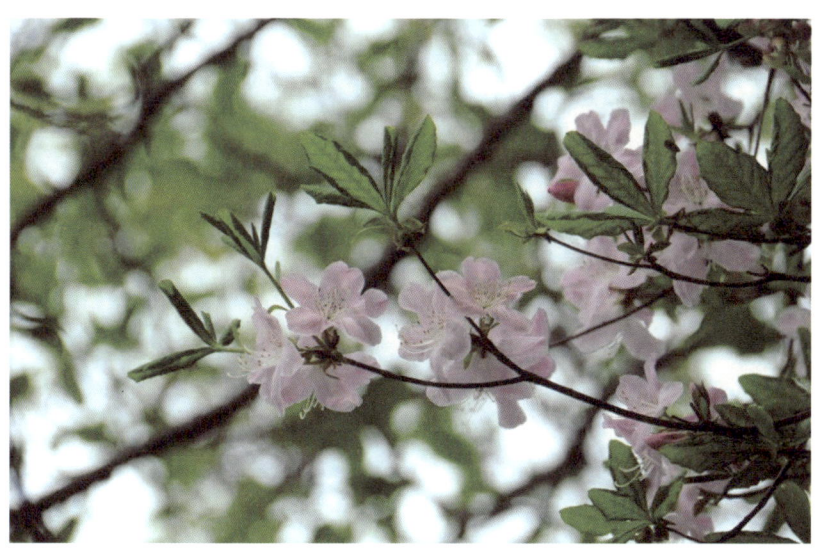

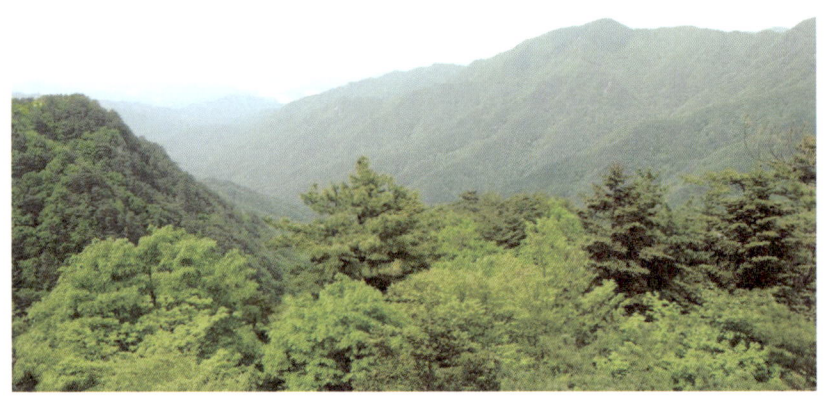

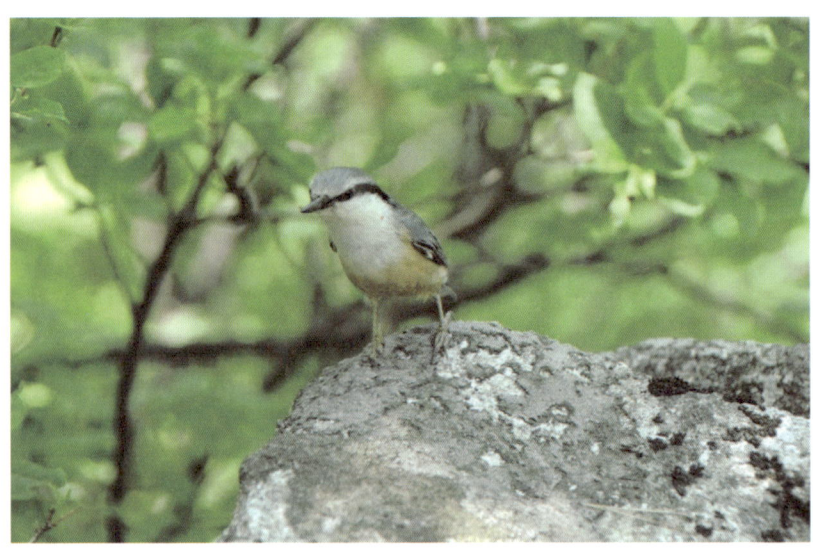

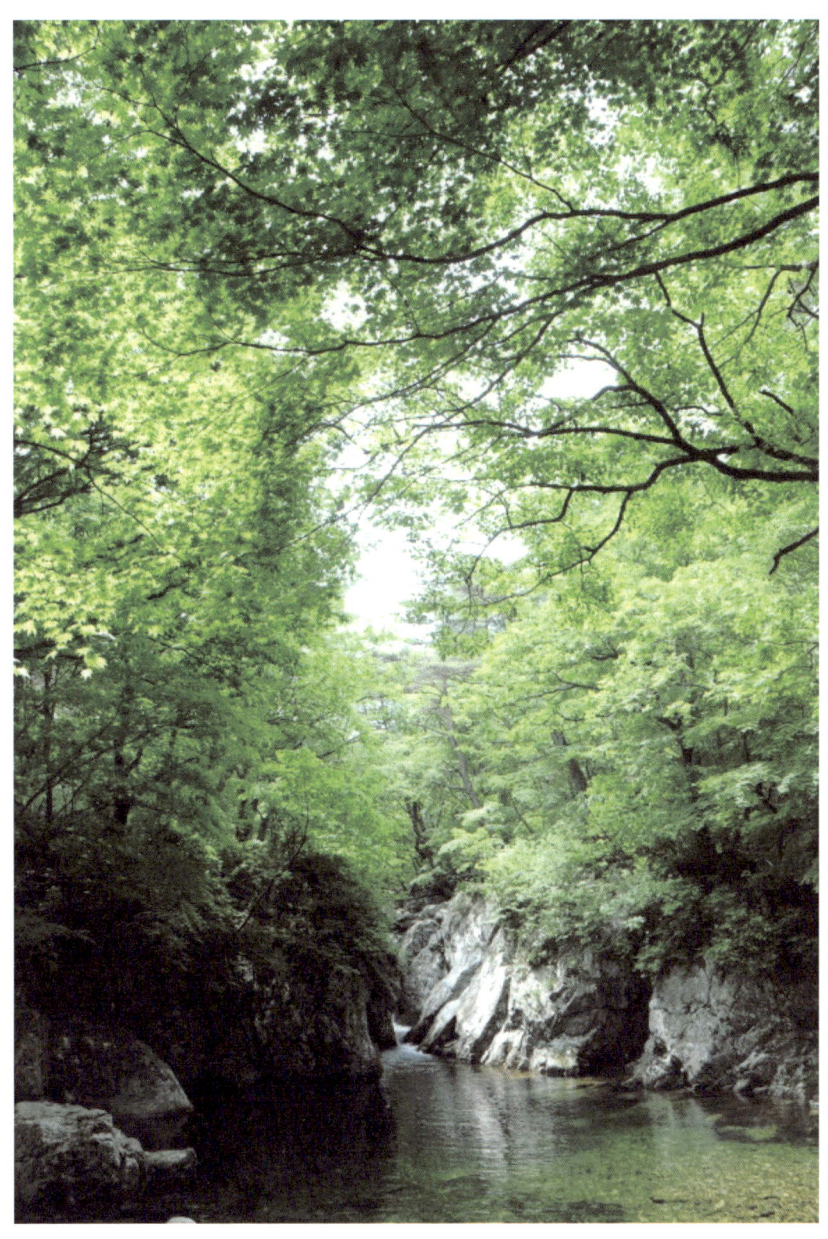

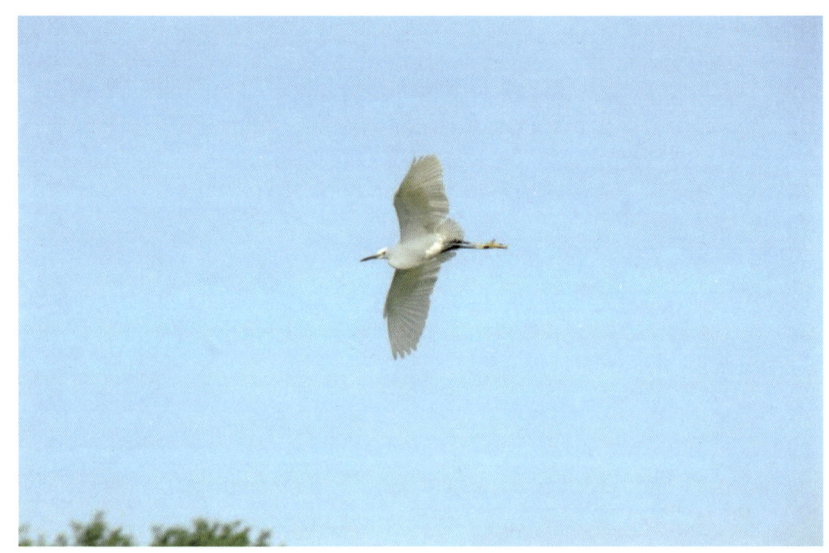

사진: FDOK 카페, 연경흠

Part 5

시 그리고
기지개

Tapping

손끝으로 여는 몸맘 순환길

1 도봉산 오봉

우이령길에서 바라본 도봉산 오봉, 매력이 넘친다.
삶의 기지개가 절로 켜진다.

도종환 시인 산경 중 한 소절
"말없이 산 옆에 있는 게 싫지 않았다.
산도 내가 있는 걸 싫어하지 않았다."을 읊조려 본다.
세상 아름답다.

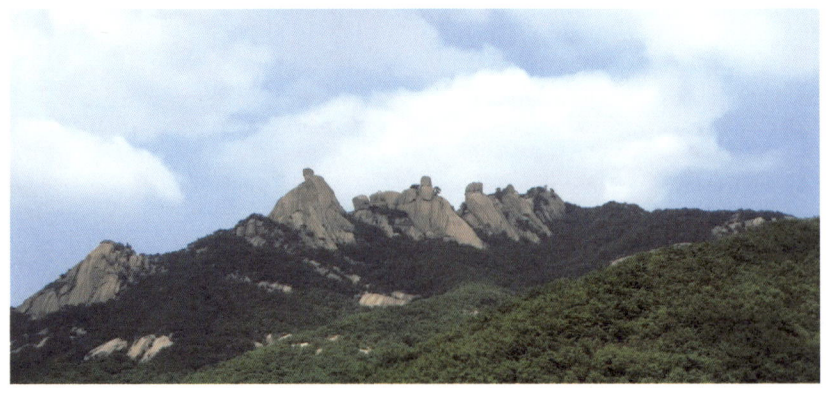

2
정동진 해돋이공원

정동진 해돋이 공원이며,
정동심곡 (정동진-심곡항) 바다부채길 출발지에서
기지개를 켜며 봄 바다의 향기를 품어 본다.

김춘수 시인의 봄 바다처럼
毛髮(모발)을 날리며 오랜만에
바다를 바라고 섰다. 세상 아름답다.

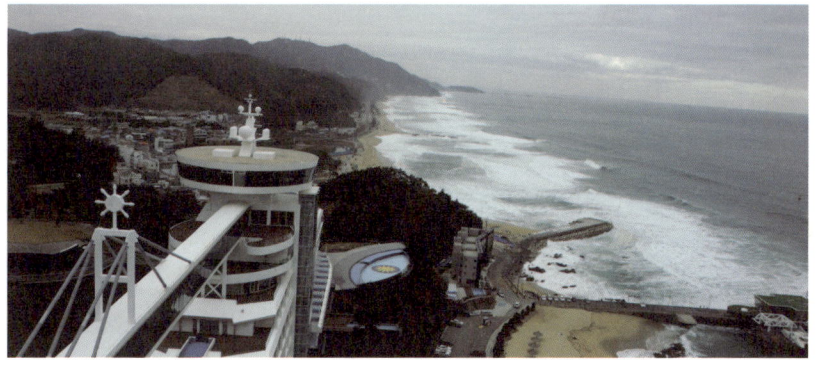

사진: 서LEE 밴드

3
남한산성 노을

남한산성 노을을 바라보며 기지개를 켜면
삶의 지혜가 절로 느껴진다.
천상병 시인의 귀천 중 "아름다운 이 세상 소풍 끝내는 날 가서,
'아름다웠다.'라고 말하리라…"가 떠오른다.
세상 아름답다.

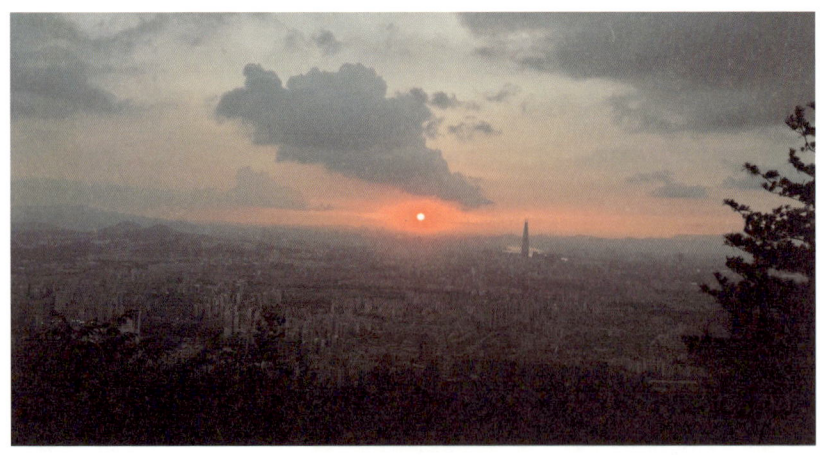

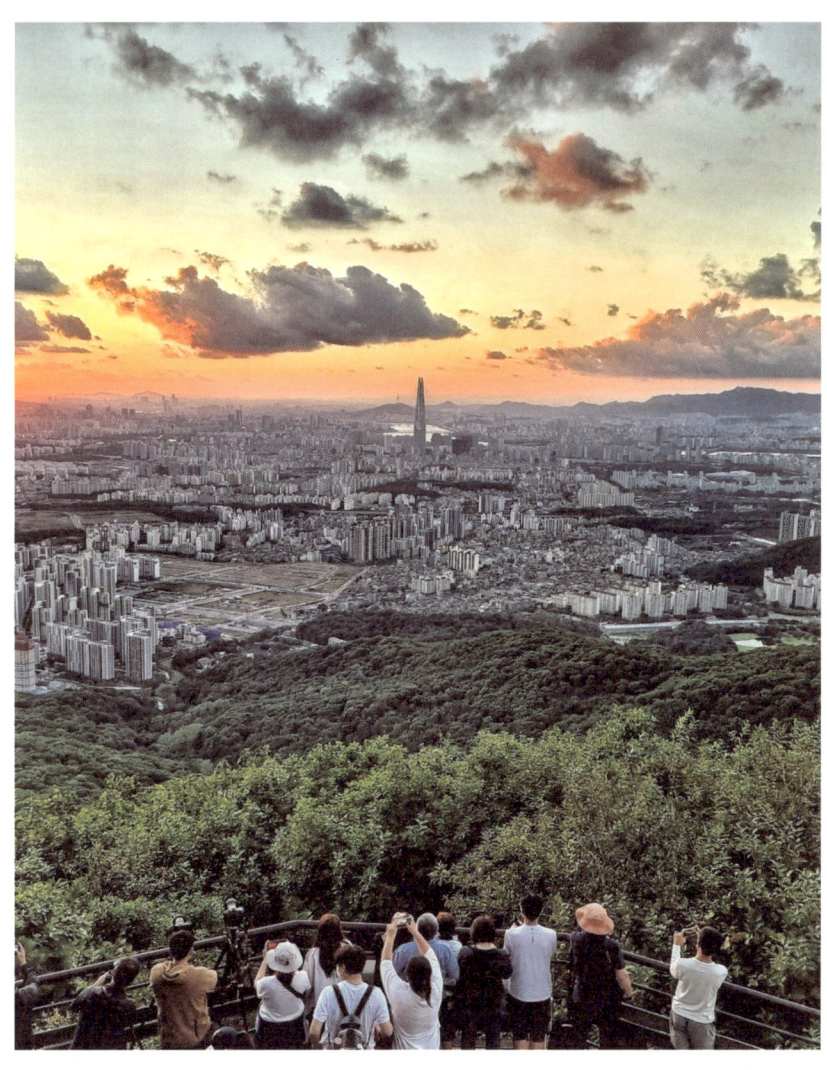

한국관광공사 김상수

4 무의도

 선녀들이 내려와서 춤을 추었다는 섬 무의도에서 바다를 바라보며 기지개를 켜면 류시화 시인의 소금인형이 떠오른다.
 "바다의 깊이를 재기 위해 바다로 내려간 소금인형처럼 당신의 깊이를 재기 위해 당신의 핏속으로 뛰어든 나는 소금인형처럼 흔적도 없이 녹아 버렸네."

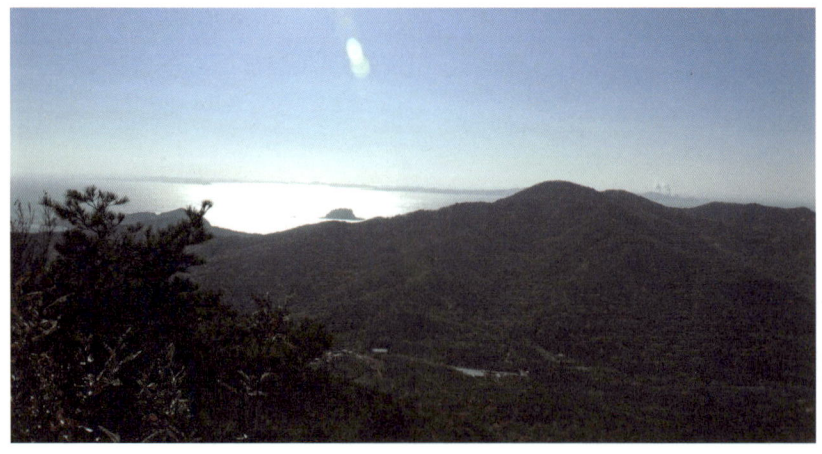

서LEE 밴드

5

춘천 문배마을

아홉 번을 굽이돌다 떨어진다고 전해지는 구곡폭포를 바라보며 기지개를 켜며 오지의 아름다움을 느껴본다.

김수영 시인의 폭포 '계절과 주야를 가리지 않고 고매한 정신처럼 쉴 사이 없이 떨어지는' 폭포수에 곧게 정신을 가다듬어 본다.

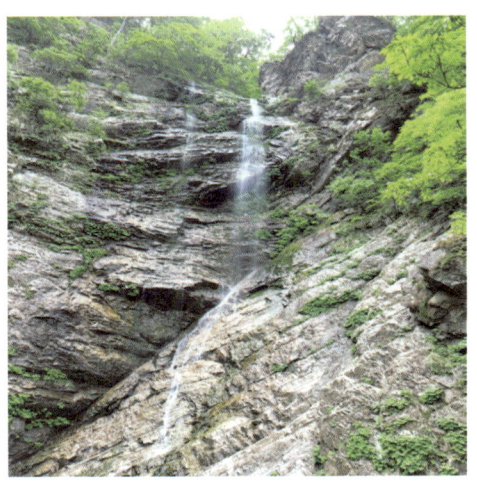

서LEE 밴드

6
주전골

언제나 푸근하고 계곡물 소리로 경쾌하며 맞아주는 주전골에 들어서서 상쾌하게 기지개를 켜면 이은상 시인의 설악산이여 한 구절이 떠오른다. "언제나 사랑의 세례를 받으려 당신만을 찾으리다."

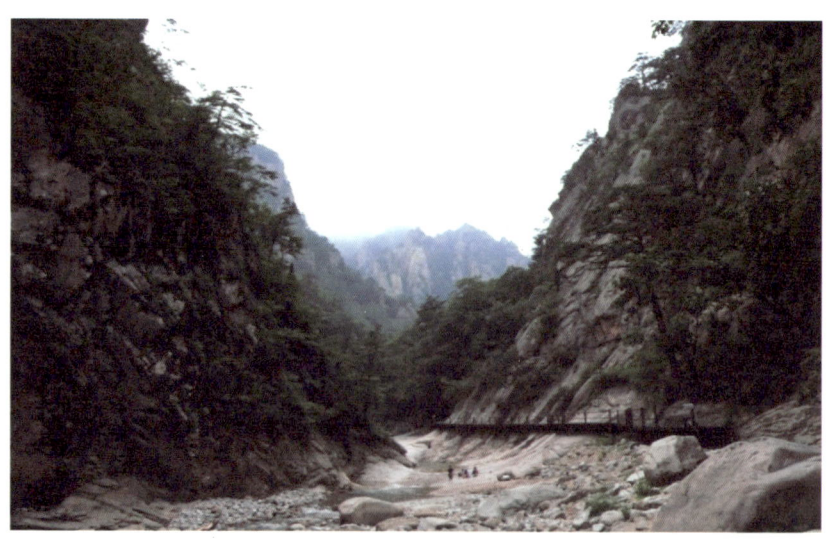

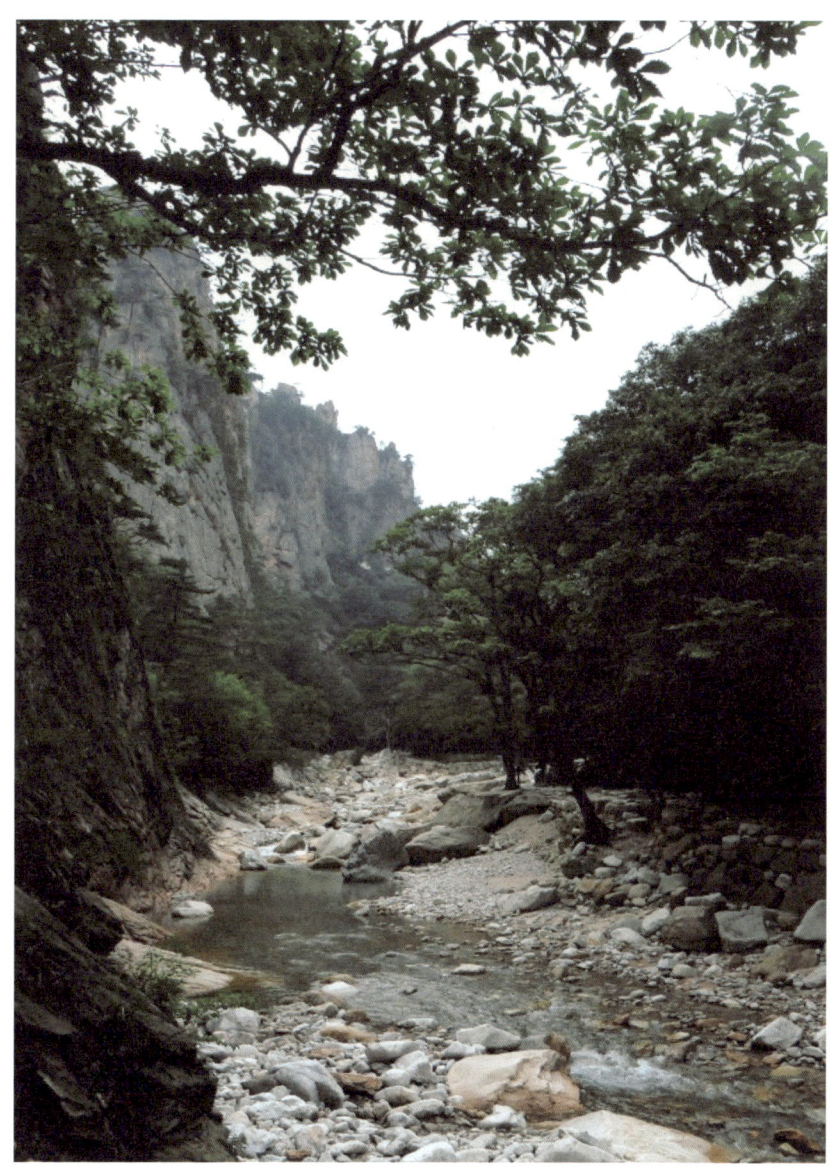

사진: FDOK 카페, 연경흠

7 다산생태공원

다산생태공원은 생태, 문화, 역사가 어우러진 수변공원으로 한강을 사랑한 정약용의 생애를 알 수 있는 곳이다. 한강을 바라보며 기지개를 켜면서 목민심서 중 '넓음은 사람을 따르게 하고, 깊음은 사람을 감동케 하니, 마음이 아름다운 자여! 그대 그 향기에 세상이 아름다워라.'라고 읊조리며 아름다움에 취해본다.

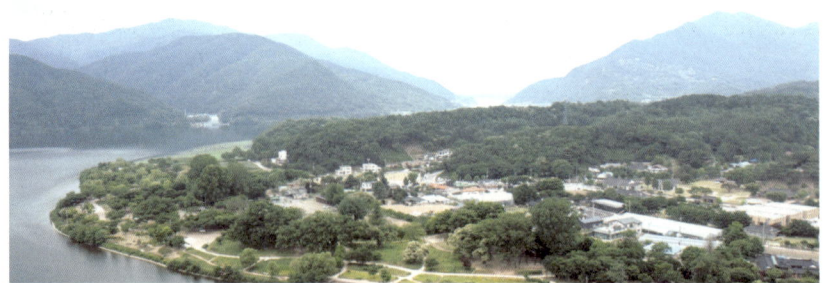

한국관광공사 이범수

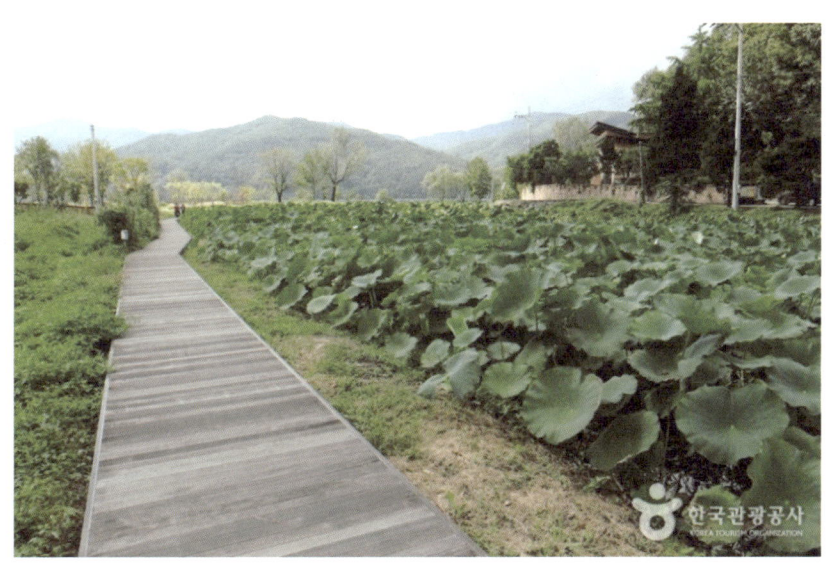

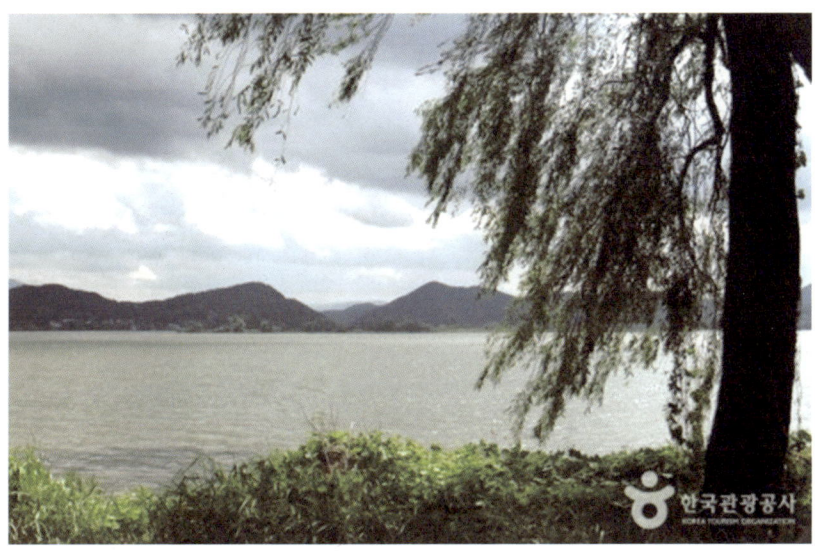

Part 5 시 그리고 기지개

8 수리안

수리산 등산길에 기지개를 켜며 박목월 시인의 '산이 날 에워싸고 씨나 뿌리며 살아라 한다. 밭이나 갈며 살아라 한다.'라는 문구를 마음에 새기며 자연 속에서 소박하게 살아갈 결심을 해 본다.

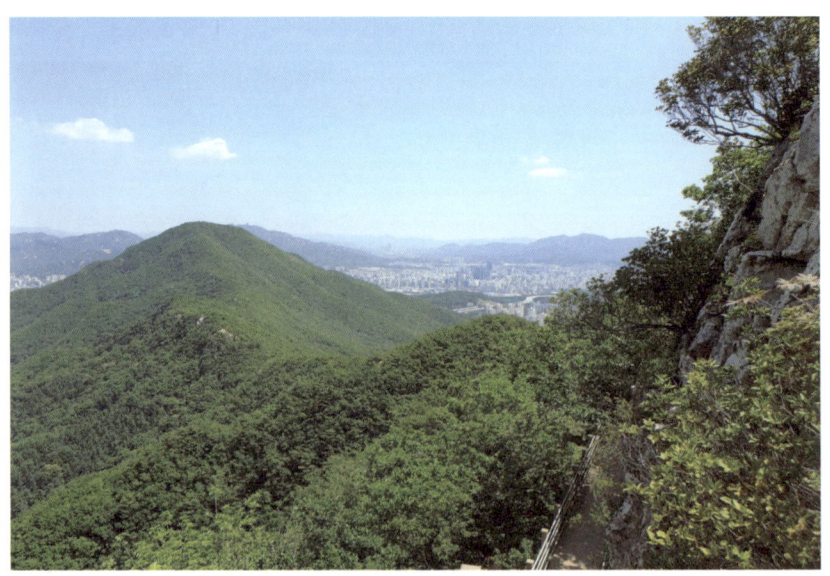

사진: 서LEE 밴드

부록 1

태핑기지개코칭
셀프 워크북

Tapping

손끝으로 여는 몸맘 순환길

태핑(Tapping)

✎ 태핑 하며 코칭 모드로 전환하기 위해 하고 싶은 말은?

목표(Goal)

✎ 목표는?

✎ 목표 달성을 얼마나 원하나?

당신은?(Identity)

✎ 이런 목표를 추구하는 당신은 누구입니까?

현실(Just time)

✎ 목표 대비 현재의 달성 수준은 몇 % 수준입니까?

현 단계에서 느낀 점과 경험에서 얻은 노하우는?

실행 아이디어(Idea)

✎ 목표 달성을 위해서 무엇을 해야 하나?

✎ 시작은 언제부터?

✎ 어떻게 실행할 것인지?

✎ 장애 요소는?

✎ 장애 요소 제거 방법은?

✎ 완료 시점은?

실행 아이디어(Idea)

목표를 달성하기 위해서 무엇을 또 해야 하나?

```
┌─────────────────────────────────────┐
│                                     │
│                                     │
│                                     │
│                                     │
│                                     │
└─────────────────────────────────────┘
```

✎ 시작은 언제부터?

✎ 어떻게 실행할 것인지?

✎ 장애 요소는?

✎ 장애 요소 제거 방법은?

✎ 완료 시점은?

실행 아이디어(Idea)

🪶 목표를 달성하기 위해서 무엇을 또 해야 하나?

🪶 시작은 언제부터?

🪶 어떻게 실행할 것인지?

🪶 장애 요소는?

🪶 장애 요소 제거 방법은?

🪶 완료 시점은?

실행 환경 조성

✎ 감사강추 (줄이고 없애고, 강화하고 추가할 환경)

감소	사멸
강화	추가

실행 격려(Going on)

✎ 실행력을 높이기 위한 행동이나 말은?

Gijigae 요약

코 칭	내 용
Tapping (태핑)	
Goal (목표)	
Identity (정체성)	
Just time (현실)	
Idea (실행 아이디어)	
Going on (실행 격려)	

리추얼 태핑기지개

코 칭	내 용
태 핑	
기대치	
지혜로운 실행안	
개선장군 모습	

리추얼 태핑기지개코칭 결합

1) 태핑

> 몸 순환길을 두드리며 자기암시를 한다.
>
> " _____
>   _____ "

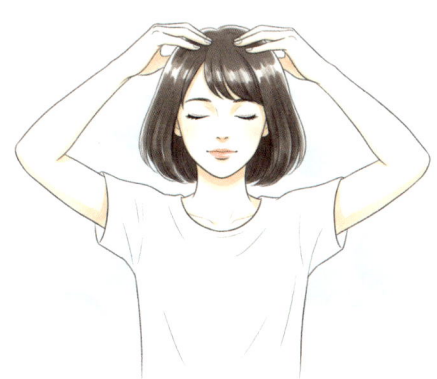

2) 기대치 (오늘 하루 목표)

> 손깍지를 낀 상태에서 손바닥이 하늘로 향하게
> 하여 머리 위로 쭉 기지개를 켜면서
>
> " _____
>
>   _____ "

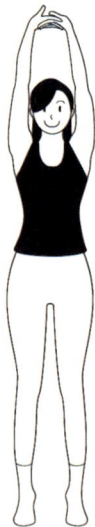

3) 지혜로운 실행안

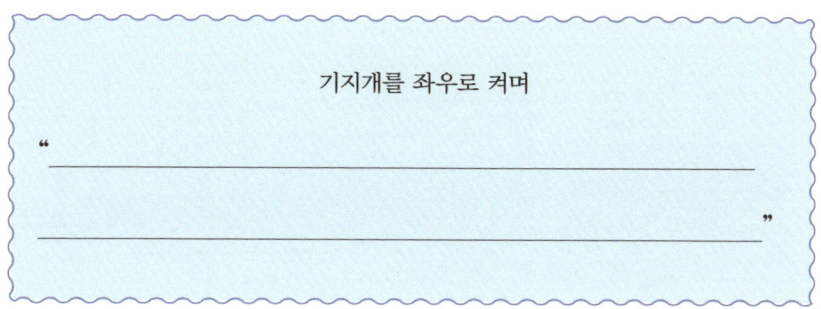

기지개를 좌우로 켜며

" _____

_____ "

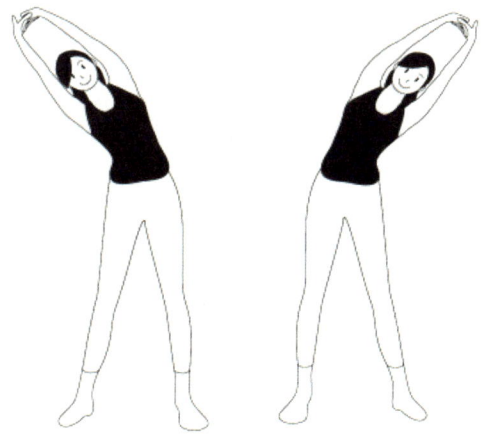

4) 개선장군 모습

> 포구세를 취한 후
> "_____
> _____"

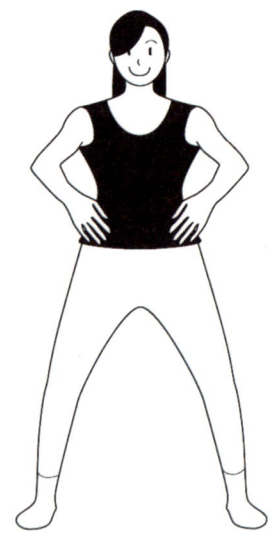

부록 2

코칭의 개념과 기원

출처: (사)한국코치협회

Tapping

손끝으로 여는 몸맘 순환길

1 코칭의 개념

코칭이란?

한국코치협회는 '개인과 조직의 잠재력을 극대화하여 최상의 가치를 실현할 수 있도록 돕는 수평적 파트너십'으로 정의한다. 줄탁동기(啐啄同機)라는 말이 있다. 병아리가 알에서 나오기 위해서는 새끼와 어미 닭이 안팎에서 쪼아야 한다는 의미로, 사람의 자아실현과 잠재력 개발을 위한 고객과 코치 사이의 파트너 관계를 코칭이라 한다.

코칭의 철학

고객 스스로가 자신의 사생활 및 직업생활에 있어 그 누구보다도 잘 알고 있는 전문가로서 존중하며, 모든 사람은 창의적(Creative)이고, 완전성을 추구하고자 하는 욕구(Holistic)가 있으며, 누구나 내면에 자신의 문제를 스스로 해결할 수 있는 자원을 가지고 있다(Resourceful)고 믿는다.

코치의 어원

'코치(coach)'는 말이 끄는 4륜 마차를 의미하는 단어에서 왔다. 훈련을 뜻하는 영어 단어 'training'은 기차(train)에서 왔는데 기차는 정해진 선로를 따라서 도심에서 도심으로, 집단으로 이동할 수 있다는 특징이 있다. 반면에 '코치'의 속성은 door-to-door 즉 본인이 있는 곳에서 원하는 곳으로 자유롭게 이동할 수 있다는 점이다.

그래서 코칭을 '고객의 현재 상태에서 목표 상태에 도착하도록 함께하는, 더 개인화된 서비스'라고 할 수 있다.

2
코칭의 기원

현대 코칭의 기원

 1975년 테니스 코치 티모시 골웨이는 『테니스 이너 게임』에서 그동안 경험을 통해 기술적이고 상세한 지시보다 고객이 자신의 내면적 정신 작용에 집중하도록 도울 때 가장 쉽게 테니스를 배울 수 있음을 발견했다. 골웨이의 지도를 받은 사람들은 이 방식이 회사 생활에서 어려움을 극복하는 데도 적용된다고 생각했고 '이너 게임'을 배운 코치들이 기업에서 이를 가르치게 된다.

 존 휘트모어는 이너 게임 접근법을 유럽에 소개하고 1996년 '성과를 위한 코칭'을 저술하여 확대 발전시킨다. 한편, 비즈니스 컨설턴트이자 철학자인 페르난도 플로레스는 1970년대 허버트 드레이퍼스 교수와 함께 나중에 '존재론적 코칭'으로 알려지게 된, '언어를 활용한 코칭 접근법'을 개발하였다.

현대 코칭의 출발

1992년, 재무설계사였던 토마스 레너드가 '코치 유니버시티'라는 회사를 설립했다. 같은 해, 평화봉사단 자원봉사자로 활동한 경험이 있는 공인회계사 로라 휘트워스가 코치 훈련원을 설립하며 본격적인 현대 코칭 산업 발전이 시작되었다.

1995년 국제코치연맹(ICF: International Coach Federation)이 설립되어 전 세계로 발전하고 각계각층으로부터 인정받게 된다.

한편, 2003년에는 토마스 레너드가 국제코치협회(IAC: International Association of Coaching)를 창설하였고, 그 외에 분야별 코치 협회의 하나로 국제비즈니스코치협회(WABC: Worldwide Association of Business Coaches)가 활동을 해오고 있다.

코칭 접근법의 발전과 다양화

메킨지 컨설팅의 GROW 모델, 마틴 셀리그만의 『긍정 심리학』, 서양에 소개된 동양 문화의 『지혜전통』이 코칭의 실용적 발전에 커다란 기여를 해왔다.

그리고, 철학, 심리학, 교육학, 경영학의 발전 성과를 수렴하며 코칭의 이론적 기초가 강화되었다. 최근에는 뇌 과학, 감성과학, 양자역학, 구성주의 등의 영향으로 발전 방향이 더욱더 다변화되고 있다.

통설적으로 1세대 코칭은 인식 과정에 대한 논리적 정합성이나 이성에 초점을 맞추었다면 2세대 코칭은 존재와 가치, 감정 등을 주요

주제로 접근한다.

3세대 코칭은 에너지, 의식과 무의식으로 확대하며 종교, 비종교적 영성과 관련한 주제로 심화하기도 한다.

이런 다양한 코칭의 발전에도 불구하고 모든 코칭은 침묵을 포함한 '대화'가 기본이다.

우리나라 코칭의 발전

우리나라에서는 1998년 「코칭에 대한 연구: 권력의 관점에서(손민철, 고려대학교 경영학과)」라는 학위논문이 발표된 바가 있으나, 2000년 이후 컨설팅과 리더십 관련 기관에서 코칭이 도입된 것으로 알려졌으며 초창기 코치들은 미국 리젠트 대학교수인 조셉 유미디가 개발한 TLC(Transformational Leadership Coaching) 프로그램을 통해서 이루어졌다.

하지만 한국에서 코칭 발전을 위한 본격적인 첫 출발은 2003년 ICF Korea Chapter 결성이라고 볼 수 있다. 이후 한국의 코칭 기관을 대표하는 주체로서 한국코치협회가 2003년 12월 발족했다. 협회는 2006년 노동부 산하 사단법인으로 인가되어 2023년 14,000여 명의 인증 코치가 사회 각 분야에서 활발한 활동을 전개하고 있다.

우리들 주간보호센터

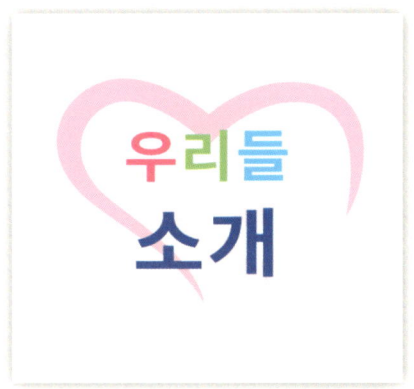

우리들 주간보호센터는

태핑 운동, 재활 운동 및 다양한 프로그램, 기초 건강관리, 균형 잡힌 식사 제공으로 어르신들이 매일 행복한 하루를 보내실 수 있도록 노력하고 지원해 오고 있습니다.

우리들이 제공하는 서비스

1. 송영 서비스

　매일 셔틀 차량 운행으로 의정부 내에 거주하고 계신 어르신들을 집 문 앞까지 직접 안전하고 편안하게 모셔다 드립니다.

2. 균형 잡힌 건강식

　매일 영양사가 작성한 식단으로 탄수화물, 단백질, 지방 및 무기질이 균형 잡힌 건강식을 제공해 드립니다.

　오전 간식, 점심, 오후 간식, 저녁 총 4끼를 맛있게 드실 수 있게 제공해 드립니다. 최대한 어르신 한 분 한 분의 건강 상태와 기호에 맞춰 매 끼니 적당량을 섭취하실 수 있도록 도와드립니다.

3. 건강 체크 및 구강 관리

　매일 어르신들의 건강 상태를 점검하며 복약지도를 합니다. 또한 필요시 센터의 간호원이 어르신과 병원에 동행해 드립니다.

어르신들의 구강 관리 및 상태 확인, 그리고 식사 후 양치도 도와드리고 있습니다.

4. 어르신 전문 프로그램

매일 다양한 인지 향상 프로그램, 어르신 맞춤 운동, 음악 및 미술치료, 일상생활 동작 훈련, 실버 체육, 재활 운동, 생신 잔치, 사회적응프로그램 등을 통해 어르신의 신체 활력 유지, 심신 안정 및 인지기능 관리에 힘쓰고 있으며 항상 재미있게 진행되어 웃으실 수 있는 매일을 만들어 드립니다. 현재 다니고 계시는 어르신들이 늘 신난다고 하시며 가장 좋아하십니다.

5. 다양한 재활 운동기구 구비

워킹 슬링, 안마의자, 공기압 발 마사지, 원적외선, 러닝머신, 스테퍼, 미니바이클, 안마기, 세라 밴드, 핫팩, 물 족욕, 두타베드, 스포츠 사이클, 건식 족욕기 등 다양한 재활 운동기구를 갖추어 어르신들의 신체기능 향상에 최선을 다하고 있습니다.

6. 요양 등급 신청

주간보호센터에 입소하기 위해서는 장기요양 등급을 취득할 필요가 있습니다. 저희 센터에서는 장기요양 등급 신청을 도와드리고 있으니, 언제든 문의하세요.

서비스 내용 요약

- 재활치료 기구, 마사지 기구, 족욕 서비스 제공
- 점심/간식/저녁 식사, 건강관리, 물리치료, 병원 동행
- 간호(투약/혈압/혈당 관리), 목욕, 차량 운행(송영 서비스)
- 치매 예방, 인지 향상, 신체활동, 특별활동 프로그램

이용 대상

- 노인 장기 요양 등급 3~5등급 판정을 받은 어르신
- 인지 지원 등급 어르신(치매 진단 어르신)
- 중풍, 파킨슨병, 치매, 노인성 질환자 어르신
- 등급이 없으신 분들도 친절하게 상담해 드립니다.

입소 신청 방법

장기요양 등급판정 받으신 분 → 입소

등급 인정 못 받으신 분 → 입소 후 신청 (센터 신청 대행)

장기 요양 인정 절차

1. 인정 절차
   : 65세 이상 또는 65세 미만의 노인성 질병이 있는 어르신
2. 방문 조사
   : 공단 직원이 직접 방문하여 영역별 심사 상태 확인
3. 신청일로부터 30일 이내 등급판정 위원회에서 심의 결정
4. 결과 통보
   : 1~5등급 인정서 및 표준 장기요양 이용계획서 송부

입소 시 구비서류
 ·장기요양 인정서
 ·표준 장기요양 이용계획서 / 복지 용구 급여 확인서
 ·신분증
 ·복용 약 처방전

− 운영시간: 평일 07:30~18:00 / 토요일 07:30~17:00

− 주소: 경기도 의정부시 비우로 95 (녹양성당 옆 건물 3층)

− 전화: 031-855-8888

− 팩스: 031-855-5858

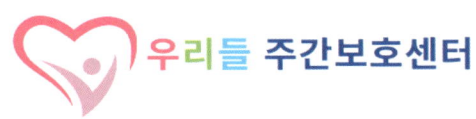

제SL-2507-010호   등록번호: 제2019-003370호

자격증
certificate

자격등록 : 한국직업능력개발원
자   격 : 실버건강체조지도사 1급
성   명 : 이미연
생년월일 : 1965년 6월 04일

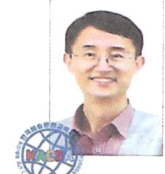

위 사람은 본 협회에서 실시하는 실버건강체조지도사 1급 자격 교육과정을 이수하고 규정된 시험에 합격 하였기에 이 자격증(「자격기본법」 제17조 제2항과 같은 시행령 제23조 제4항 및 제23조 제2항에 따라 위와 같이 민간자격에 등록)을 수여합니다.

※본 자격증을 대여, 양도, 변조, 과대광고시 해당자는 자격검정운영 관리규정에 의거 자격증관리위원회의 의견을 거쳐 자격의 효력을 취소하거나 정지할 수 있음.

2025년 7월 07일

 한국예술문화교육협회장

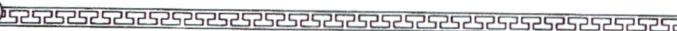